DU PANARIS

ET DES

INFLAMMATIONS DE LA MAIN

PAR LE DOCTEUR

L.-J. BAUCHET

Chirurgien des hôpitaux civils de Paris,
Deux fois lauréat de l'Académie impériale de médecine,
Ancien interne lauréat des hôpitaux,
Membre honoraire (ancien Vice-Président) de la Société anatomique,
Membre de la Société de médecine de la Seine.

Deuxième édition

REVUE, CORRIGÉE ET AUGMENTÉE.

PARIS

ADRIEN DELAHAYE, LIBRAIRE-ÉDITEUR

PLACE DE L'ÉCOLE-DE-MÉDECINE, 23

1859

CATALOGUE DES LIVRES DE FONDS

DE LA LIBRAIRIE

ADRIEN DELAHAYE

Paris, place de l'École-de-Médecine, 23.

GRAND ASSORTIMENT

D'OUVRAGES DE MÉDECINE ET DE CHIRURGIE

ANCIENNE ET MODERNE

Tous les ouvrages portés dans ce catalogue sont expédiés par la poste, dans les départements et en Algérie, *franco* et sans augmentation sur les prix marqués. Joindre à la demande des timbres-poste ou un mandat sur Paris.

BAUCHET, chirurgien des hôpitaux. **Du Panaris et des inflammations de la main**, 1859, 1 vol. in-8, 2ᵉ édition revue et augmentée. 3 fr. 50 c.

BAUDOT (Edmond), docteur en médecine. **Examen critique de l'incubation appliquée à la thérapeutique.** Paris, 1858, grand in-8. 1 fr. 25 c.

BARBASTE. De l'état des forces dans les maladies et des indications qui s'y rapportent. Paris, 1857, 1 vol. in-8 de 170 pages...... 2 fr.

BAYLE. Encyclopédie des sciences médicales, publiée sous la direction de M. BAYLE. 40 vol. in-8, avec une table générale de la collection. 70 fr.

BAZIN, médecin de l'hôpital Saint-Louis, etc. **Leçons sur la scrofule**, considérée en elle-même et dans ses rapports avec la syphilis, la dartre et l'arthritis. Paris, 1859, in-8, deuxième édition (*sous presse*).

BAZIN. Leçons théoriques et cliniques sur les affections cutanées parasitaires, professées à l'hôpital Saint-Louis, rédigées et publiées par A. POUQUET, interne des hôpitaux, revues et approuvées par le professeur. Paris, 1858, 1 vol. in-8 orné de 5 planches sur acier.......... 5 fr.

BAZIN. Leçons théoriques et cliniques sur les syphilides considérées en elles-mêmes et dans leurs rapports avec les éruptions dartreuses, scrofuleuses et parasitaires, professées par le docteur BAZIN, recueillies et publiées par Louis FOURNIER, interne de l'hôpital Saint-Louis, revues et approuvées par le professeur, 1859, 1 vol. in-8.................... 4 fr.

BONFILS, docteur en médecine, ancien interne lauréat des hôpitaux de Paris. **De l'emploi de l'émétique à haute dose,** dans une série de chorées observées à l'hôpital des Enfants malades en 1857, in-4 de 88 pages. .... 1 fr. 50 c.

BRACHET, professsur de pathologie générale, membre de l'Académie impériale de médecine, chevalier de la Légion d'honneur, etc. **Traité complet de l'hypochondrie.** 1844, 1 vol. in-8 de 739 pages. 3 fr. 50 c.

Ouvrage couronné par l'Académie de médecine de Paris.

BRACHET. Traité de l'hystérie, 1847, 1 vol. in-8 de 516 pages. .... 3 fr. 50 c.

Ouvrage couronné par l'Académie de médecine de Paris.

BRACHET. Traité pratique des convulsions dans l'enfance, 1837, deuxième édition revue et augmentée, 1 vol. in-8 de 460 pages. 3 fr. 50 c.

Ouvrage couronné par le Cercle médical de Paris.

BRACHET. Traité pratique de la colique de plomb, 1850, 1 vol. in-8 de 295 pages.. 1 fr. 50 c.

Ouvrage couronné par l'Académie des sciences de Toulouse.

BRACHET. Études physiologiques sur la théorie de l'inflammation, 1851, 1 vol. grand in-8, 68 pages................. 1 fr. 50 c.

DEVALZ, docteur en médecine, ancien interne des hôpitaux de Paris. **Du varicocèle ovarien** et de son influence sur le développement de l'hématocèle rétro-utérine, 1858, in-4 de 46 pages.......... 1 fr. 25 c.

DOLBEAU, prosecteur de la Faculté de médecine de Paris, chirurgien des hôpitaux. **Mémoire sur une variété de tumeur sanguine,** ou grenouillette sanguine, 1857, in-8.. 1 fr.

DOLBEAU. Mémoire sur les tumeurs cartilagineuses des doigts et des métacarpiens, 1858, in-8 de 66 pages............... 1 fr. 50 c.

DOLBEAU. Des tumeurs cartilagineuses de la parotide et de la région parotidienne, 1859, in-8 de 43 pages............... 1 fr. 25 c.

DUCHESNE, docteur en médecine, membre du Conseil d'hygiène, etc. **De la prostitution dans la ville d'Alger depuis la conquête,** 1853, 1 vol. in-8 .... 2 fr.

DURIAU, chef de clinique de la Faculté de médecine de Paris. **Parallèle du typhus et de la fièvre typhoïde,** 1855, in-8 de 55 pages. 1 fr. 25 c.

DURIAU et **Maxime LEGRAND. De la péliose rhumatismale,** ou érythème noueux rhumatismal, 1858, in-8.................. 50 c.

DURIAU. Étude clinique sur l'apoplexie de la moelle épinière et sur les paralysies des extrémités inférieures, 1859, grand in-8, de 24 pages.. 75 c.

FAUVEL, interne en chirurgie à l'hôpital de la Charité. **La vraie vérité sur M. Vriès, dit le docteur Noir**, 1859, grand in-8 de 64 pages, 2e édit.. 75 c.

FISCHER (Paul), interne des hôpitaux de Paris. **De la myosite**, 1859, in-8 de 41 pages.. 1 fr.

Mémoire couronné par la Société de médecine de Bordeaux.

FOUCHER, professeur agrégé à la Faculté de médecine de Paris, chirurgien des hôpitaux. **Mémoire sur les kystes de la région poplitée**, in-8.. 1 fr. 25 c.

FOUCHER. Études sur les veines du cou et de la tête, grand in-8. 1 fr.

FOUCHER. Des déformations de la pupille, de leurs diverses causes et de leur valeur symptomatique, in-8........................ 75 c.

FOURCY (Eugène de), ingénieur en chef au corps des mines. **Vademecum des herborisations parisiennes**, conduisant par la méthode dichotomique aux noms d'ordre, de genre et d'espèce de toutes les plantes spontanées ou cultivées en grand dans un rayon de 30 lieues autour de Paris. Paris, 1859, 1 vol. in-18 de 330 pages.......... 4 fr. 50 c.

FOURNIER (Alfred), interne de l'hôpital du Midi. **Recherches sur la contagion du chancre**, 1857, in-8 de 7 feuilles.............. 2 fr.

FOURNIER. Études sur le chancre céphalique, 1858, in-8. 1 fr. 25 c.

FRANCO (Pierre). Traité des hernies, nouvelle édition, d'après celle de 1561, précédée d'une introduction et accompagnée de notes historiques et critiques, par Ar. Verneuil, professeur agrégé à la Faculté de médecine de Paris, chirurgien des hôpitaux, et A. Warmont, docteur en médecine, ancien interne des hôpitaux, 1859, 1 vol. in-8 avec planches dans le texte (*sous presse*).

GENDRIN, médecin de l'hôpital de la Pitié. **Traité de médecine pratique**. Paris, 1838 à 1842, 3 vol. in-8.................... 10 fr.

GENDRIN. Leçons sur les maladies du cœur, 1842, 1 vol. in-8.. 4 fr.

GENDRIN. Monographie du choléra-morbus épidémique de Paris, rédigée spécialement sur les observations cliniques de l'auteur à l'Hôtel-Dieu de Paris, 1 vol. in-8.. 5 fr.

GENDRIN. De l'influence des âges dans les maladies, 1 vol. in-8 de 108 pages.. 1 fr. 50 c.

GENDRIN. Lettres à M. Ducoux sur les eaux minérales, broch. 75 c.

GENDRIN. Mémoire sur le diagnostic des anévrysmes des grosses artères, in-8 de 70 pages.. 1 fr. 25 c.

GUYON (F.), docteur en médecine, aide d'anatomie de la Faculté de médecine de Paris, etc. **Études sur les cavités de l'utérus dans l'état de vacuité**, depuis la naissance jusque dans la vieillesse, 1858, in-4 avec 2 planches... 2 fr.

HARDY, médecin de l'hôpital Saint-Louis, professeur agrégé à la Faculté de médecine de Paris, etc. **Leçons sur les maladies de la peau**, dartres, scrofulides, syphilides, rédigées et publiées par le docteur MOYSANT, ancien interne des hôpitaux, revues et approuvées par le professeur, 1858, 1 vol. in-8.................................... 3 fr. 50 c.

HARDY. Leçons sur les maladies de la peau, taches, difformités, maladies accidentelles, parasitaires, rédigées et publiées par M. GARNIER, interne des hôpitaux, revues et approuvées par le professeur, 1859, 1 vol. in-8 avec planches (*sous presse*).

JODIN, médecin du 9e bureau de bienfaisance de Paris. **De la nature et du traitement du croup et des angines couenneuses**, étude clinique et microscopique, etc. Paris, 1859, in-8 de 39 pages......... 1 fr. 25

LABORDE, lauréat de la Faculté de médecine de Paris. **De la valeur du chlorate de potasse dans le traitement des gingivites chroniques**, avec ou sans pyorrhée alvéolo-dentaire, 1858, in-8............... 50 c.

JORDAO, docteur en médecine. **Considérations sur un cas de diabète**, 1857, in-4, 86 pages et 2 planches........ .... 1 fr. 50 c.

LEFORT, docteur en médecine de la Faculté de Paris, aide d'anatomie à la Faculté de médecine, etc. **Recherches sur l'anatomie du poumon chez l'homme**, 1859, 1 vol. grand in-8 de 130 pages et 2 planches. 2 fr. 50 c.

LEGOUEST, professeur de clinique chirurgicale à l'école impériale du Val-de-Grâce. **Des kystes synoviaux du poignet et de la main**, 1857, in-8 de 136 pages...................................... 2 fr.

LEGOUEST. Des congélations observées à Constantinople pendant l'hiver de 1854-1855; 1856, mémoire in-8 de 31 pages.... 1 fr. 25 c.

LEGOUEST. Études sur les amputations partielles du pied et de la partie inférieure de la jambe, 1856, mémoire in-8 de 54 pages... 1 fr. 50 c.

MALGAIGNE, professeur de médecine opératoire à la Faculté de médecine de Paris, chirurgien des hôpitaux, etc. **Journal de chirurgie** et **Revue médico-chirurgicale de Paris**. Ces deux collections importantes, publiées par M. Malgaigne, forment 22 volumes grand in-8 (*Journal de chirurgie*, 1843-1846, 4 vol., et *Revue médico-chirurgicale*, 1847 à 1855). Ces deux journaux réunis contiennent un grand nombre de mémoires originaux très importants et des articles critiques fort estimés. Prix de la collection complète, 22 vol.. 40 fr.

MAREY, docteur en médecine, ancien interne des hôpitaux de Paris, membre de la Société anatomique. **Recherches sur la circulation du sang à l'état physiologique et dans les maladies**, 1859, in-4 de 119 pages et figures.. 2 fr.

MATTEI, docteur en médecine, professeur particulier d'accouchements. **Études sur la nature et le traitement des fièvres puerpérales**, des résorptions purulentes et des résorptions putrides, 1858, in-8 de 51 pages. .... 1 fr. 25 c.

NONAT, médecin de l'hôpital de la Charité, professeur agrégé à la Faculté de médecine de Paris, etc. **Traité pratique des maladies de l'utérus et de ses annexes**, 1859, 1 vol. in-8 avec planches dans le texte (*sous presse*).

OLLIER, docteur en médecine, ancien interne des hôpitaux de Lyon. **De la production artificielle des os au moyen de la transplantation du périoste et des greffes osseuses**, 1859, in-8 de 20 pages....... 75 c.

Mémoire lu à la Société de biologie.

PIORRY, médecin de l'hôpital de la Charité. **Leçons cliniques sur la scrofule**, recueillies par F. Duriau, chef de clinique de la Faculté, 1857, in-8.. 50 c.

RICORD, chirurgien de l'hôpital du Midi, membre de l'Académie impériale de médecine, etc. **Leçons sur le chancre**, rédigées et publiées par le docteur Fournier, ancien interne de l'hôpital du Midi, deuxième édition, revue et augmentée, 1 vol. in-8 avec planches coloriées (*sous presse*).

RICORD. **Leçons sur les maladies des testicules**, publiées par V. Poisson, interne des hôpitaux (*sous presse*).

RICORD. **Clinique iconographique de l'hôpital des Vénériens**, recueil d'observations suivies de considérations pratiques sur les maladies qui ont été traitées dans cet hôpital, 1 vol. grand in-4, avec 66 planches coloriées et portrait de l'auteur, relié en demi-chagrin.............. 150 fr.

RICORD. **Lettres sur la syphilis**, adressées à M. le rédacteur de l'*Union médicale*, 1859, 3e édit. (*sous presse*).

ROUGET, professeur agrégé à la Faculté de médecine de Paris. **Recherches sur les organes érectiles de la femme** et sur l'appareil musculaire tubo-ovarien, dans leurs rapports avec l'ovulation et la menstruation, 1859, in-8 avec 4 planches........................ 3 fr. 50 c.

ROUSSEAU, docteur en médecine, aide naturaliste et chef des travaux anatomiques du Muséum d'histoire naturelle de Paris, etc. **Anatomie du système dentaire chez l'homme** et chez les principaux animaux, nouvelle édition, augmentée du système dentaire de la chauve-souris commune, du hérisson et de la taupe. Paris, 1839, 1 vol. grand in-8 avec 31 planches dessinées d'après nature.............................. 16 fr.

Ouvrage mentionné honorablement par l'Institut de France.

ROUYER (Jules). **Des vices de conformation du bassin**. Leçons et observations recueillies à la clinique d'accouchement de M. le professeur Paul Dubois, 1855, in-8 de 50 pages.................. 1 fr. 25 c.

ROUYER (Jules). **Études historiques sur quelques points de pratique médicale à Rome :** Bains publics, — Avortement, — Philtres, — Castration des hommes et des femmes, — Infibulation, — Cosmétique, — Femmes qui ont exercé la médecine. 1 vol. in-12 (*sous presse*, pour paraître prochainement).

ROUYER. Des tumeurs de la région palatine formées par l'hypertrophie des glandules salivaires, in-8 de 24 pages.................... 1 fr.

ROUYER. Du traitement des kystes de l'ovaire par les injections iodées, in-8.. 1 fr.

ROUYER. Études cliniques sur les fongosités de la muqueuse utérine et sur leur traitement par l'abrasion et la cautérisation, 1858, broch. in-4 de 50 pages.................................. 1 fr. 50 c.

SCHEVING, docteur en médecine de la Faculté de Paris, ex-médecin en chef des hôpitaux de Phalzbourg et de Montmédy. **Considérations médico-chirurgicales sur la tumeur blanche**, Examen pathologique, clinique et critique de la tumeur blanche, envisagée particulièrement au point de vue de la pathologie et de la thérapeutique médicales, 1858, in-8 de 160 pages.................................. 2 fr. 50 c.

THIERRY (Alex.), docteur en médecine de la Faculté de Paris, membre du Conseil général. **De la torsion des artères**, 1829, in-8 de 22 pages et une planche.................................... 1 fr.

THIERRY (Alex.). **Sur l'enseignement et les exercices gymnastiques**, 1848, in-8 de 15 pages................................ 50 c.

THIERRY (Alex.). **Sur les accidents graves qui peuvent résulter de l'extirpation d'un cors**, in-8 de 8 pages.................. 50 c.

THIERRY (Alex.). **Traitement des cors aux pieds**, 2e article, in-8 de 4 pages.. 25 c.

THOLOZAN, professeur agrégé à l'école impériale du Val-de-Grâce. **Des métastases**, 1857, 1 vol. in-8 de 124 pages.................. 2 fr.

THOLOZAN. Hématologie (de l'état actuel des connaissances acquises en), 1853, 1 vol. in-4 de 112 pages.................. 2 fr. 50 c.

TRÉLAT, professeur agrégé à la Faculté de médecine de Paris. **De la nécrose causée par le phosphore**, 1857, 1 vol. in-8 de 120 pages. .... 2 fr. 50 c.

TRÉLAT. Des fractures de l'extrémité inférieure du fémur, 1854, in-4, 76 pages................................ 3 fr. 50 c.

WIELAND, docteur en médecine, ancien interne des hôpitaux de Paris. **Étude sur l'évolution de l'utérus pendant la grossesse, et sur le retour de cet organe à l'état normal après l'accouchement**, 1858, in-4 de 82 pages.................................... 2 fr.

DU PANARIS

ET DES

INFLAMMATIONS DE LA MAIN

Paris. — Imprimerie de L. MARTINET, rue Mignon, 2.

DU PANARIS

ET DES

INFLAMMATIONS DE LA MAIN

PAR LE DOCTEUR

L.-J. BAUCHET

Chirurgien des hôpitaux civils de Paris,
Deux fois lauréat de l'Académie impériale de médecine,
Ancien interne lauréat des hôpitaux,
Membre honoraire (ancien Vice-Président) de la Société anatomique,
Membre de la Société de médecine de la Seine.

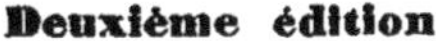

Deuxième édition

REVUE, CORRIGÉE ET AUGMENTÉE.

PARIS
ADRIEN DELAHAYE, LIBRAIRE-ÉDITEUR
PLACE DE L'ÉCOLE-DE-MÉDECINE, 23

1859

A

M. LE PROFESSEUR VELPEAU

MEMBRE DE L'INSTITUT, ETC.

MON TRÈS CHER MAITRE,

C'est dans vos leçons et dans votre hôpital que j'ai puisé l'idée de ce travail, et rassemblé les matériaux que j'ai employés. Permettez-moi de vous offrir la dédicace de ce livre.

Veuillez recevoir, mon très cher maître, l'assurance de mes sentiments dévoués et reconnaissants,

L. BAUCHET.

Paris, 10 avril 1859.

TABLE DES MATIÈRES.

PREMIÈRE PARTIE.

PANARIS.

DEUXIÈME PARTIE.

DES INFLAMMATIONS DE LA PAUME DE LA MAIN.

TROISIÈME PARTIE.

COMPLICATIONS.

FIN DE LA TABLE DES MATIÈRES.

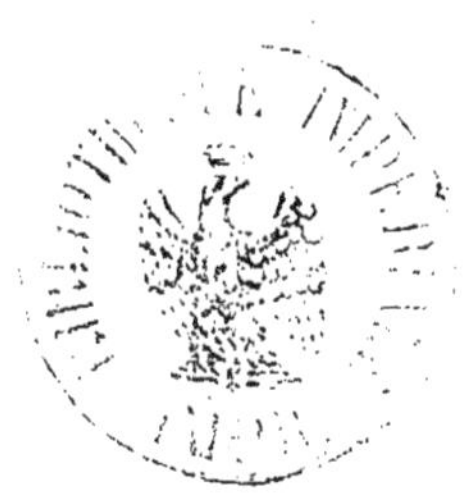

DU

PANARIS ET DU PHLEGMON

DE LA MAIN.

Le panaris est une affection si commune, et a été l'objet de tant de descriptions, qu'il pourrait sembler tout d'abord qu'il ne reste plus rien à dire sur ce sujet. Cependant, en lisant les articles que les auteurs classiques ont consacrés à cette maladie, on est frappé surtout du grand nombre de classifications qui ont été proposées pour les diverses variétés de panaris. C'est ainsi que, pour Boyer, il n'y a qu'une seule espèce de panaris; pour Astruc et Camper, deux; pour Heister, trois variétés. La classification adoptée par Roux, dans l'excellent article du *Dictionnaire* en 30 volumes, et que j'aurai l'occasion de rappeler, est la plus généralement acceptée. Roux divise le panaris en quatre espèces, ainsi que l'avait fait Lafaye, Ledran, Garengeot. D'autres auteurs sont allés plus loin; Gouey et Callisen admettaient cinq variétés; Sauvages, sept; et François Imbert en a porté le nombre jusqu'à huit.

C'est, je crois, pour avoir perdu de vue la disposition anatomique des diverses parties qui entrent dans la composition des doigts, et pour avoir négligé d'étudier l'inflammation dans ses rapports avec leur structure, que l'on est tombé dans cette confusion. Guidé par les savantes leçons de mon excellent maître, M. Velpeau, l'étude du panaris m'a paru simple, claire, facile, et depuis longtemps j'ai préparé ce travail, qui aura, je l'espère, quelque utilité. Aussi me suis-je décidé à en donner une seconde édition. Puisse-t-elle être accueillie aussi favorablement que la première !

M. Richet, dans son *Traité d'anatomie chirurgicale*, a esquissé à grands traits la classification des diverses variétés de panaris, et il ne me resterait probablement rien à dire si M. Richet avait consacré un chapitre spécial à l'étude de cette affection.

Quant aux inflammations de la paume de la main, les auteurs en ont à peine dit quelques mots, et cependant leur connaissance est tout aussi importante que celle du panaris et donne lieu à des considérations aussi intéressantes. Comme on le verra dans le cours de ce travail, il y a une grande analogie entre les inflammations des doigts et les inflammations de la paume de la main. Dans l'un comme dans l'autre cas, la phlegmasie a une marche fixe, régulière, en rapport avec la disposition anatomique de la partie malade; aussi ai-je peu compris pourquoi les auteurs classiques avaient passé sous silence les inflammations de la main.

Chemin faisant, j'aurai aussi l'occasion d'appeler l'attention sur diverses sous-variétés de panaris que les auteurs ont oubliées dans leurs descriptions, telles, par exemple, que le panaris anthracoïde, gangréneux, etc. Non que ces variétés se rencontrent très rarement, mais parce qu'on les avait rangées dans la classe des anomalies pathologiques.

Je diviserai donc ce travail en deux parties ; la première sera consacrée à l'étude des panaris, et la seconde à celle des inflammations de la paume de la main, mais avant d'entrer en matière, j'ai cru nécessaire de jeter un coup d'œil rapide sur la disposition des divers plans anatomiques qui entrent dans la composition des doigts et de la paume de la main. Tout mon travail doit être étayé sur ces connaissances topographiques.

COUP D'OEIL SUR L'ANATOMIE DE LA MAIN ET DES DOIGTS.

Je n'ai pas l'intention de tracer l'histoire complète et détaillée de nos connaissances anatomiques sur la forme, la structure, etc., des doigts et de la paume de la main ; je veux surtout mettre en relief certains détails intéressants au point de vue chirurgical, et faire ressortir l'importance de ces données anatomiques pour l'interprétation des symptômes et de la marche des affections que je me propose d'étudier.

Il existe dans l'anatomie topographique des doigts et de la main des points frappants de ressemblance. Ainsi, les plis cutanés de la paume de la main et des doigts, au niveau de la flexion des articulations des phalanges; ainsi, les adhérences plus intimes entre la peau et l'aponévrose du côté de la face palmaire, que du côté de la face dorsale; ainsi la laxité plus grande du tissu cellulaire sous-cutané à la face dorsale des doigts, comme à la face dorsale de la main; ainsi, la résistance plus grande des coulisses fibro-synoviales et des aponévroses à la face palmaire, tant pour les doigts que pour la main. De ces ressemblances qui existent entre la structure des doigts et de la main, résultent des ressemblances curieuses dans leur pathologie. Mais je ne veux pas m'appesantir sur ces détails qui pourraient m'entraîner un peu loin, et j'aborde de suite la topographie de ces régions.

Les auteurs ont divisé l'anatomie descriptive de la main en deux parties; la main proprement dite et les doigts.

Main. — La main a une forme presque quadrilatérale, et présente deux faces et quatre bords. La face antérieure, ou palmaire, aussi appelée paume de la main, est la plus importante à connaître; c'est surtout de ce côté que les bords, et notamment le bord supérieur, sont nettement accusés. — Le bord supérieur est limité par une ligne circulaire passant au-dessus des saillies du scaphoïde et du pisiforme. En avant, le bord répond à un sillon transversal qui joue pour le poignet le même rôle que d'autres sillons pour le creux de la main. A la face dorsale, la main se continue sans ligne de démarcation bien tracée avec le poignet. — Le bord inférieur présente les mêmes variétés de structure, suivant qu'on le considère en avant ou en arrière. En avant, nous trouvons pour limites les plis transversaux qui existent à la racine des doigts; en arrière, ces plis n'existent pas. Il y a, il est vrai, de petites dépressions à la naissance des doigts; mais ces rides n'ont pas d'importance au point de vue de la marche des inflammations de cette région.

Le bord interne, ou cubital, n'offre rien de bien particulier; quant au bord externe, ou radial, il présente à sa partie supérieure un sillon longitudinal qui sépare le pouce de la main, et qui est, à ce bord, ce que les sillons des autres doigts sont au bord inférieur.

La face dorsale donc est bien moins nettement limitée. Nous verrons ultérieurement que les inflammations du tissu cellulaire sous-cutané présenteront aussi dans leur marche des différences en rapport avec ces différences de structure.

Paume de la main. — Nous trouvons à la paume de la main, en étudiant cette région, des parties superficielles vers les parties profondes : la peau, le tissu cellulaire sous-cutané, l'aponévrose palmaire, les tendons, les muscles, les vaisseaux et nerfs de cette région, le squelette.

La peau est assez riche en filets nerveux : elle offre à l'examen une série de petits sillons, bien mieux marqués aux doigts, et surtout à la phalange unguéale. Dépourvue de poils, elle a une épaisseur variable suivant l'âge, le sexe, et surtout suivant la profession des sujets. Chez les personnes qui se livrent à des travaux pénibles, chez les laboureurs, les cordonniers, les paveurs, etc., elle peut acquérir une épaisseur considérable, et présente même assez ordinairement des callosités, des durillons, qui jouent un grand rôle dans l'étiologie des inflammations de cette région.

Outre les plis que j'ai mentionnés en parlant de ses limites, il existe à la paume de la main d'autres plis, tout aussi importants, mentionnés par les auteurs, mais sur lesquels on n'a pas encore appelé l'attention d'une manière assez spéciale. Ces plis sont au nombre de quatre, et représentent, par leur disposition, à peu près un M ; ils partagent la paume de la main en quatre régions secondaires ou départements. On verra plus loin que cette division n'est pas puérile.

L'une des branches de l'M, que j'appellerai branche *thénarienne*, s'étend de haut en bas et de dedans en dehors depuis la partie moyenne à peu près du pli transversal du poignet jusqu'à la partie moyenne du bord externe de la main proprement dite. Elle circonscrit en dedans une saillie importante de la paume de la main et qu'on appelle éminence thénar. — Cette éminence se termine en dehors au pli longitudinal de la naissance du pouce.

Une autre branche de l'M, à laquelle je donnerai le nom de *branche digitale*, commence à peu près à un centimètre au-dessus du premier espace interdigital et se dirige de là de dehors en dedans en décrivant une légère courbe à concavité inférieure, pour finir au tiers inférieur du bord cubital de la main. Au-dessous de cette ligne se remarquent trois petites saillies, correspondant aux espaces interdigitaux, séparées par de petits enfoncements, visibles surtout dans les mouvements d'extension forcée des doigts, et qui correspondent aux articulations métacarpo-phalangiennes.

De la partie supérieure de la brance thénarienne de l'M part un troisième pli qui coupe la paume de la main en deux segments à peu près égaux, et qui, inférieurement, vient se terminer à peu près au point d'origine de la branche digitale. Je désignerai cette branche de l'M, ce pli cutané, sous le nom de *branche hypothénarienne.* En dedans de ce pli se voit une saillie plus prononcée en haut, et connue sous le nom d'éminence hypothénar.

Enfin, de la partie inférieure et interne de la branche thénarienne se détache un quatrième pli qui se dirige presque parallèlement à la branche digitale, qui vient couper la branche hypothénarienne et se continue même un peu en dedans de ce pli et que j'appellerai *branche intermédiaire.*

Entre ces quatre branches, donc, et les plis qui limitent la paume de la main, quatre régions, quatre départements : région thénarienne, en dehors de la branche thénarienne, et répondant à l'éminence thénar; région digitale externe, correspondant au petit évasement de l'M, à la racine de l'indicateur; région digitale interne, répondant au médius, et surtout à l'annulaire et à l'auriculaire; région hypothénarienne, correspondant à l'éminence hypothénar, au grand évasement de l'M.

Le tissu cellulaire sous-cutané est assez serré; *il est surtout très serré, très dense, au niveau des plis cutanés* dont je viens de parler, et unit intimement la peau à l'aponévrose. Dans les autres points, il est plus lâche, et contient dans ses aréoles des bourrelets graisseux, surtout abondants à la partie supérieure de l'éminence hypothénar, et dans ces petits mamelons que j'ai mentionnés, au niveau des espaces interdigitaux. Il existe, en outre, à la partie supérieure de l'éminence hypothénar, un petit muscle peaucier.

Le tissu cellulaire est lâche, assez abondant, dans les espaces interdigitaux. Nous y reviendrons dans un instant.

Avant d'aller plus loin, jetons un coup d'œil rapide sur la peau et le tissu cellulaire sous-cutané du dos de la main.

La peau du dos de la main est mobile, plus fine, couverte de poils plus ou moins abondants; au niveau des articulations métacarpo-phalangiennes, elle est un peu plus adhérente, et présente des plis ayant la forme légèrement étoilée.

Le tissu cellulaire sous-cutané est lamelleux, lâche, et se continue en haut avec le tissu cellulaire sous-cutané de la face dorsale du poignet et de l'avant-bras, sur les parties latérales, avec le tissu cellulaire de la paume de la main, et à la partie inférieure avec le tissu cellulaire des doigts, et surtout des espaces interdigitaux. Il n'y a pas entre ces diverses régions de plis cutanés denses, qui semblent constituer une barrière entre le tissu cellulaire de deux régions voisines.

La peau de l'espace interdigital est plus fine que dans les autres points de la région dorsale.

Au niveau de ces mêmes espaces, le tissu cellulaire

sous-cutané communique avec le tissu cellulaire sous-aponévrotique, ainsi que nous le dirons ultérieurement.

Dans le tissu cellulaire sous-cutané de la face dorsale rampent des veines assez nombreuses. Cette disposition est du reste en parfaite harmonie avec les fonctions de la main. Du côté de la face palmaire, qui est plus exposée aux chocs, aux pressions : les organes plus élastiques, plus résistants, les artères ; du côté de la face dorsale, protégée, en quelque sorte, par les mouvements eux-mêmes : les vaisseaux plus délicats, qui s'oblitèrent plus facilement, les vaisseaux veineux.

Les autres parties qu'il nous reste à décrire, mieux traitées dans les livres classiques, ne nous arrêteront pas aussi longtemps.

L'*aponévrose palmaire* a été étudiée sous des noms divers, tantôt sous le titre d'aponévrose, tantôt sous celui de ligament. Pour les uns elle n'occupe que la partie moyenne de la paume de la main, et s'arrête où commencent les aponévroses des éminences thénar et hypothénar, en se confondant avec celles-ci ; pour les autres, elle constitue par elle-même, et par ses bords latéraux, ces deux aponévroses. — Quelle que soit l'interprétation que l'on donne à son trajet, sa description générale est du reste la même dans les différents livres classiques. L'aponévrose palmaire constitue un plan fibreux, résistant, plus serré à la partie moyenne que sur les parties latérales, et sépare le tissu cellulaire sous-cutané des organes importants que nous allons tout à l'heure passer en revue. En haut, elle se confond avec le bord inférieur du ligament annulaire; sur les côtés, elle s'arrête sur le bord externe du premier et du deuxième métacarpien, et sur le bord interne du cinquième. En bas, et au niveau de la racine du pouce, elle se comporte de la manière suivante : Les fibres transversales et longitudinales qui la composent circonscrivent des arcades à travers lesquelles communiquent les couches celluleuses superficielles et profondes. Les fibres longitudinales, arrivées à la racine des doigts, se divisent en quatre languettes, une pour chaque doigt. Chaque languette se subdivise à son tour en deux autres languettes, qui vont se fixer à la face dorsale de l'extrémité supérieure des premières phalanges. Les vaisseaux et nerfs, les muscles lombricaux passent sous les ponts fibreux constitués par les quatre languettes primitives et les fibres transversales qui les unissent. Les fibres les plus superficielles, ainsi que l'a indiqué M. Maslieurat-Lagémard, vont se fixer à la peau au niveau du premier pli transversal des doigts, dont j'ai déjà parlé.

Sous cette aponévrose, nous trouvons, en dehors et en dedans, les muscles des éminences thénar et hypothénar, qui ne nous offrent rien de particulier à étudier, au point de vue où nous sommes placé. L'aponévrose palmaire envoie, par sa face profonde, deux prolongements perpendiculaires, qui circonscrivent ces éminences et leur forment une gaîne.

A la partie moyenne, nous trouvons les artères, les nerfs et les tendons nombreux qui entrent dans la composition de la paume de la main. Les tendons sont renfermés dans des coulisses synoviales, que je décrirai en parlant des coulisses synoviales des doigts. Sous ces tendons nous trouvons l'arcade palmaire profonde et la branche profonde du nerf cubital, séparées des muscles interosseux par l'aponévrose palmaire profonde. Au-devant de ces tendons nous rencontrons l'arcade palmaire superficielle, et en dehors d'elle le nerf médian ; en dedans, le nerf cubital.

Cette arcade palmaire est importante, au point de vue des opérations que réclament les inflammations de la paume de la main. M. Velpeau a tout spécialement appelé l'attention sur sa position normale. Elle est située à peu près suivant une ligne qui, partant de la partie inférieure de la racine du pouce, couperait transversalement la paume de la main, de façon que l'on ne court aucun risque de la blesser quand on incise la paume de la main au-dessous de cette ligne. Il faut, au contraire, prendre les plus grandes précautions quand on doit pratiquer des incisions au milieu de la paume de la main et au niveau de cette ligne. De cette arcade, les artères collatérales des doigts se dirigent en divergeant vers la racine des doigts, en suivant les espaces intermétacarpiens.

A la face dorsale, l'aponévrose est blanchâtre, assez résistante, et reçoit dans son dédoublement les tendons extenseurs des quatre derniers doigts. Elle se continue en haut avec le bord inférieur du ligament annulaire, en bas, avec la gaîne fibreuse postérieure des doigts ; sur les côtés, elle se fixe, comme les aponévroses des muscles des éminences thénar et hypothénar, sur le bord externe du premier métacarpien et sur le bord interne du cinquième métacarpien. — Au niveau du premier espace interosseux, elle tapisse la face postérieure de l'adducteur du pouce, et se continue sur le bord inférieur de ce muscle, avec l'aponévrose qui recouvre les court adducteur et court fléchisseur.

Au-dessous de cette aponévrose, une couche cellulaire assez lâche, dans laquelle se ramifient les artères dorsales du carpe et du métacarpe et les interosseuses.

Je me bornerai à indiquer, pour compléter cette esquisse rapide de la structure de la main, le squelette, les os et les articulations qui entrent dans sa composition; mais je n'entrerai dans aucun détail, pas plus pour la main que pour les doigts, attendu que cette étude ne nous offrirait aucune déduction pathologique importante dans la suite de ce travail.

Doigts. — Pour les doigts, comme pour la main, nous étudierons brièvement à la face palmaire et à la face dorsale les différentes parties qui entrent dans leur composition.

La peau est plus fine et plus délicate qu'à la paume de la main; cependant, chez les sujets qui se livrent à des travaux manuels pénibles, l'épiderme peut acquérir une épaisseur assez considérable. — Au niveau des articulations, nous trouvons des plis transversaux, semblables à ceux que j'ai décrits dans la paume de la main.

Le tissu cellulaire sous-cutané est serré au niveau de ces plis, et fait adhérer assez intimement la peau à l'aponévrose. Entre les plis, les mailles du tissu cellulaire sont remplies de pelotons graisseux; de façon que ce tissu semble partagé en deux couches : une superficielle, cellulo-graisseuse; une profonde, uniquement celluleuse. — La phalange unguéale a une structure spéciale. Le tissu cellulo-graisseux forme un coussinet adhérent à la phalange, surtout en avant, en bas, et sur les côtés. Cette disposition anatomique nous servira à expliquer les particularités remarquables que présentent certains panaris sous-cutanés, quand ils affectent cette région.

A la face dorsale, on trouve encore des poils, surtout à la partie moyenne de la première phalange; et, au niveau des articulations, des plis, des rides transversales sous lesquelles le tissu cellulaire est un peu plus dense, sans être toutefois aussi serré qu'au niveau des plis de la face palmaire.

Sous cette couche celluleuse, nous rencontrons la coulisse ostéo-fibreuse, qui renferme les tendons; coulisse dure, résistante, qui ne s'affaisse pas quand on a enlevé les tendons, et qui, sur les parties latérales surtout, est intimement confondue avec le périoste des phalanges. Il existe en avant et en arrière une coulisse ostéo-fibreuse distincte pour les tendons fléchisseurs, et pour les tendons extenseurs. Les fibres de cette coulisse sont serrées; cependant, au niveau des articulations, elles sont plus lâches et plus minces.

La coulisse fibreuse se termine, en avant comme en arrière, inférieurement à la partie supérieure de la phalangette. Mentionnons rapidement les vaisseaux et nerfs collatéraux, et l'ongle qui termine la phalangette.

Le tissu cellulaire placé entre l'ongle et la phalangette n'est pas aussi intimement adhérent à l'os qu'à la face antérieure.

Enfin, et pour terminer cet aperçu rapide de la structure des doigts et de la main, il me reste à indiquer les membranes séreuses qui facilitent lès glissements des tendons, dont la disposition est importante à connaître au point de vue des inflammations profondes de ces régions. Je ferai de nombreux emprunts au Mémoire de M. Gosselin, publié dans les *Bulletins de l'Académie* (juin 1850).

Il existe à la paume de la main des membranes synoviales qui accompagnent les tendons fléchisseurs. Ces membranes commencent au-dessus du ligament annulaire, puis, après avoir passé sous ce ligament, se prolongent dans la paume de la main. Elle représentent donc une espèce de bissac, dont l'étranglement correspond au niveau du ligament annulaire.

Il existe habituellement deux grandes gaînes tendineuses : — une externe qui accompagne le tendon fléchisseur du pouce ; — une autre interne qui se subdivise en deux loges : une loge externe destinée aux tendons fléchisseurs des doigts indicateur, médius et annulaire ; et une interne destinée aux tendons fléchisseurs du petit doigt.

Cette dernière poche est quelquefois distincte de la précédente, et, dans certains cas, on l'a, distincte de la synoviale médiane, vue communiquer avec la synoviale tendineuse du pouce. Cette particularité anatomique explique pourquoi certains panaris de la gaîne fibro-synoviale du pouce retentissent immédiatement dans la gaîne fibro-synoviale du petit doigt et réciproquement.

Au niveau des articulations métacarpo-phalangiennes des doigts indicateur, médius, annulaire, s'arrête la synoviale des tendons fléchisseurs. Elle va plus loin, au contraire, et se continue, au petit doigt et au pouce, jusqu'à leur extrémité.

Pour l'indicateur, le médius et l'annulaire, au moment où cesse la synoviale commune naît une synoviale propre à chaque doigt; mais celle-ci ne s'adosse pas immédiatement au cul-de-sac terminal de la précédente : elle commence à un centimètre environ plus bas que la terminaison de la grande synoviale et accompagne les tendons fléchisseurs de ces doigts jusqu'à leur insertion.

Maintenant que j'ai esquissé rapidement les dispositions anatomiques des doigts et de la paume de la main, les plus importantes au point de vue des inflammations de ces régions, je puis aborder la partie pathologique de mon sujet; je commencerai par la description du panaris.

Ces détails topographiques trouveront leur application dans l'étude de la marche, du pronostic et du traitement des affections que je me suis proposé de décrire dans ce Mémoire.

PREMIÈRE PARTIE.

PANARIS.

Je divise les diverses espèces de panaris en trois variétés :

1re VARIÉTÉ : *Panaris superficiel.*
2e — *Panaris sous-cutané.*
3e — *Panaris profond.*

Ces trois variétés peuvent être observées aux première et deuxième phalanges ; mais, pour la phalange unguéale, ainsi qu'on le verra plus tard, à cause même de sa structure, elle ne présente pas la troisième forme.

Je m'expliquerai plus loin sur ce que j'entends par panaris profond.

PREMIÈRE VARIÉTÉ. — *Panaris superficiel.* — Cette variété comprend toute les inflammations superficielles des doigts. Elle est très fréquente, et on peut lui reconnaître plusieurs formes ou sous-variétés que je passerai successivement en revue.

1° Le panaris superficiel proprement dit, ou *érythémateux*, est le plus fréquent : c'est l'angioleucite des doigts. Il a pour origine les causes les plus diverses :

une écorchure, une piqûre. On l'observe surtout chez les étudiants en médecine, et il peut donner lieu, quand on n'y fait pas attention, à un panaris de la seconde et même de la troisième variété, et aux complications que nous étudierons plus loin.

Il se traduit au chirurgien par des symptômes variables. Le plus souvent on observe une rougeur diffuse, un léger gonflement. Cette rougeur occupe quelquefois tout le doigt, d'autres fois une partie du doigt seulement. A ces signes locaux vient s'ajouter une douleur en général assez vive, et quelquefois de la fièvre, de l'anorexie, de l'inappétence, de l'insomnie. Le gonflement et la rougeur se propagent du côté de la main, et alors, ou bien l'inflammation s'éteint sur place, ou elle donne lieu, soit à des accidents que je passerai en revue quand je parlerai des complications, soit à un panaris sous-cutané.

Cette inflammation disparaît assez vite; elle dure un, deux, trois jours au plus. Si la rougeur et le gonflement persistent au delà de trois jours, c'est qu'il s'agit alors, non plus d'un panaris érythémateux, mais bien d'un panaris sous-cutané.

Lorsque l'inflammation a disparu, l'épiderme se renouvelle, il se fait une légère desquamation, et, pendant huit à quinze jours encore, le doigt reste plus rouge qu'à l'état normal.

Le pronostic de cette phlegmasie superficielle est peu grave, s'il ne s'agit que de la phlegmasie elle-même; mais comme très souvent elle se propage et gagne du côté de la main, de l'avant-bras, des ganglions, il ne faut jamais, dès le début et avant que l'inflammation soit bien éteinte, rester complétement inactif.

Le traitement est des plus simples : des bains locaux d'eau de son ou de guimauve, afin de bien nettoyer les petites plaies, les piqûres, les écorchures qui ont été le point départ de ce panaris; enlever avec soin les corps étrangers qui pourraient avoir pénétré dans la peau; onction avec l'onguent mercuriel; main placée dans une position un peu élevée; cataplasmes émollients de farine de graine de lin.

Il est bon, dans des cas semblables, de prescrire un grand bain tiède, et le lendemain un purgatif salin, afin de tâcher de prévenir les complications.

C'est surtout dans cette variété de panaris que les remèdes des empiriques et des bonnes femmes, les graisses, les pommades, les onguents, ont donné des succès, et leur ont valu des réputations usurpées et mensongères. Sans doute ces pommades réussissent dans ces espèces d'inflammations, mais l'axonge, l'huile et le repos produiraient d'aussi bons résultats. Ces onguents distribués sans discernement par des personnes étrangères à la médecine ont le fâcheux et funeste inconvénient d'être vantés dans toute circonstance, même quand il serait si utile d'avoir recours à l'intervention de la chirurgie, et c'est souvent à ces retards qu'il faut attribuer la plupart des accidents graves qui sont la conséquence de certaines variétés de panaris.

Les écorchures, les excoriations des doigts sont

souvent la cause de ces inflammations; les piqûres anatomiques agissent aussi de la même manière, mais surtout elles peuvent déterminer l'inoculation d'un principe septique très dangereux : comme piqûres, elles peuvent occasionner la production d'un panaris ; comme piqûres virulentes, elles peuvent donner lieu à une intoxication fort grave. Presque chaque année, ces piqûres anatomiques frappent les étudiants et jettent le deuil dans des familles. Il est donc important d'appeler sur elles l'attention, et de chercher à prévenir des dangers que les jeunes gens peuvent courir dans nos amphithéâtres. Je sais par expérience que ces piqûres doivent être l'objet des soins les plus minutieux, et qu'elles peuvent déterminer les accidents les plus graves.

Les piqûres anatomiques les plus insignifiantes, quelquefois presque imperceptibles, sont les plus dangereuses. Une coupure qui saigne beaucoup est rarement suivie d'intoxication.

L'école et l'administration, pour faire disparaître autant qu'il est possible les dangers des dissections, font injecter les cadavres. Ces injections permettent de conserver les cadavres plus longtemps, d'arrêter la putréfaction, et rendent les piqûres moins virulentes. Mais elles ne doivent pas pourtant faire rejeter les soins minutieux que doivent commander toutes les piqûres faites à l'amphithéâtre.

Les accidents résultant des piqûres sont variables : tantôt ils sont purement locaux, et donnent lieu à une inflammation très circonscrite, et qui disparaît dans l'espace de vingt-quatre à quarante-huit heures ; tantôt elles déterminent de la douleur, de la fièvre, de la rougeur et du gonflement dans les doigts, la main et jusqu'aux ganglions. Quand l'engorgement inflammatoire des ganglions survient très vite, au bout de six, huit, vingt-quatre heures après la piqûre, c'est un symptôme fâcheux, et qui est souvent l'indice d'une intoxication.

Dans ces circonstances, ou bien les accidents s'arrêtent, soit d'eux-mêmes, soit sous l'influence d'un traitement bien dirigé; ou bien l'inflammation continue: le panaris superficiel devient sous-cutané, les ganglions suppurent, et il survient des symptômes généraux, souvent très graves, et quelquefois promptement mortels. Je reviendrai sur ces accidents, quand je traiterai des complications qui peuvent survenir dans le cours des panaris; mais en raison de leur importance, j'ai cru utile de signaler dès à présent les dangers des piqûres anatomiques.

Les symptômes locaux sont faciles à saisir. Si le panaris reste superficiel, je viens d'en esquisser le tableau; s'il devient sous-cutané, nous verrons plus loin à quels signes on pourra le reconnaître. Je répéterai seulement que le panaris *anatomique* se distingue du panaris simple par un cortége de symptômes généraux plus marqués, et par une marche beaucoup plus rapide. Son pronostic est aussi, dans bien des circonstances, beaucoup plus grave.

Il faut donc prévoir la gravité des accidents des piqûres anatomiques, et l'on ne peut trop insister sur le traitement prophylactique.

Je me suis toujours bien trouvé des précautions suivantes : lavez avec soin les doigts, et faire couler un jet d'eau sur la piqûre, en même temps que, par de douces pressions, on cherche à provoquer un petit écoulement de sang ; sucer la piqûre et la protéger ensuite à l'aide de bandelettes de diachylon. Je rejette, d'une manière absolue, les cautérisations avec le nitrate d'argent ; ces cautérisations seules peuvent produire des angioleucites.

Mais si, malgré toutes ces précautions, l'inflammation se développe autour de la piqûre, si elle envahit promptement le doigt, la main, les vaisseaux lymphatiques, les ganglions voisins, il faut promptement avoir recours à un traitement énergique : larges onctions mercurielles, cataplasmes ; opiacés à l'intérieur ; bains locaux et généraux ; sangsues nombreuses sur le trajet des traînées d'angioleucite et sur les ganglions enflammés ; purgatifs, etc. ; et même, si le malade est fort, vigoureux, si la réaction est violente, si la fièvre est ardente, le pouls fréquent, plein et vibrant, saignée générale.

Voici, en quelques mots, une observation recueillie sur un interne (maintenant médecin) des hôpitaux, et qui résume assez bien ce que je viens de dire des piqûres anatomiques.

M. X... s'est piqué au doigt indicateur, en faisant une autopsie. Le sujet avait succombé à une affection grave ; il était amaigri, infiltré, et dans un état de putréfaction déjà avancé. La piqûre était insignifiante, et M. X... n'y fit pas attention. Le soir, un peu de cuisson à l'extrémité du doigt, douleurs vagues dans le bras. Dans la nuit, douleurs vives dans le doigt, s'irradiant dans le bras; fièvre, insomnie. M. X... ne peut reposer qu'en faisant couler un jet continu d'eau froide sur le doigt. Le matin, le doigt est rouge, tuméfié; la main est aussi rouge et gonflée. On voit, sur l'avant-bras, courir quelques traînées d'un rouge sombre. Gonflement et douleur à la pression dans les ganglions sus-épitrochléens. (Bains, cataplasmes, onction mercurielle, purgatif.)

Le soir, la rougeur et le gonflement ont augmenté; fièvre intense, un peu de délire, gonflement des ganglions axillaires. (Trente sangsues, onctions mercurielles, cataplasmes; potion opiacée.)

Les accidents augmentent le lendemain; la fièvre est intense, le délire est continu. (Quinze sangsues, lavement purgatif, onctions mercurielles, cataplasmes; potion opiacée, limonade.)

Pendant quatre jours les accidents allèrent en augmentant; il survint deux abcès dans l'aisselle, qui furent ouverts successivement. Enfin, au bout de vingt-deux jours, M. X... put aller faire une promenade en voiture.

Le lendemain, il survint un nouvel abcès dans la région du coude, à la partie postérieure et supérieure de l'avant-bras, au-dessous de l'olécrâne. Cet abcès fut ouvert et la santé se rétablit petit à petit. M. X... ne put reprendre ses occupations qu'au bout de six semaines.

La maladie a eu, dans ce cas, une terminaison heureuse; mais combien d'étudiants, combien d'internes ont succombé à la suite d'accidents causés par une piqûre anatomique, qui d'abcès multiples, qui d'infection purulente, qui de phlébite, qui de tétanos!

Mais revenons au panaris proprement dit.

2° Si le panaris superficiel ne donne pas lieu à un panaris sous-cutané, il peut déterminer une exhalation de sérosité qui soulève l'épiderme et produit une phlyctène. C'est à cette variété que j'appliquerai volontiers l'épithète de *phlycténoïde* ou *vésiculeuse*. Quelquefois la phlyctène est très circonscrite, d'autres fois elle peut occuper une ou plusieurs phalanges. Elle succède, dans certains cas, à un érythème qui existe depuis un ou deux jours sur un doigt; dans d'autres circonstances, elle naît immédiatement après la cause qui a déterminé l'inflammation, sans que l'on ait pu remarquer de rougeur préalable. Nous retrouverons surtout cette phlegmasie phlycténoïde quand nous étudierons les inflammations de la paume de la main, car c'est principalement à la racine des doigts qu'on l'observe. Cependant j'en ai vu un exemple remarquable, il y a quelques jours. Une personne portait une malle un peu lourde, en la maintenant par une anse latérale à l'aide des doigts recourbés en crochet; le lendemain, cette personne avait une phlyctène au niveau de la seconde phalange des doigts médius et annulaire.

Les signes sont les suivants. On trouve l'épiderme soulevé, transparent; la phlyctène est bien circonscrite; quelquefois il existe autour d'elle un petit cercle rouge. A moins de complication, à moins que la phlyctène n'ait succédé à un érythème du doigt, il n'y a pas de symptômes généraux, pas de fièvre, pas d'inappétence, etc.

Le malade ressent une légère cuisson, et les mouvements sont un peu gênés à ce niveau. Le lendemain, si la phlyctène est abandonnée à elle-même, la sérosité est un peu louche; le surlendemain, elle est trouble, quelquefois purulente. Quelques jours après, l'épiderme se fendille, la sérosité altérée s'écoule; ou bien la sérosité disparaît par résorption, l'épiderme se flétrit, se dessèche; au bout de six à dix jours il se détache, et il reste à la place de la phlyctène une tache rougeâtre, qui disparaît quand les couches épidermiques superficielles ont été exposées pendant quelques semaines au contact de l'air. Cette phlyctène suit, en un mot, les diverses phases d'une inflammation provoquée par un simple vésicatoire.

Le diagnostic de ce panaris est facile, mais il ne faut pas confondre cette phlyctène avec celle dont nous parlerons plus loin, et qui constitue un des signes de cette variété d'inflammations sous-cutanées que l'on désigne sous le nom d'*abcès en bouton de chemise.* La rapidité de son développement, sa transparence, l'absence de symptômes généraux, écarteront bien vite le doute, s'il peut en exister dans l'esprit du médecin. — Cette forme d'inflammation superficielle est même quelquefois plus facile à reconnaître que la première. Si je lui ai appliqué le nom de panaris, c'est que j'ai voulu ranger sous une même dénomination toutes les inflammations des doigts, les inscrire dans le même tableau, et montrer comment elles se relient les unes aux autres.

Le panaris phlycténoïde est une maladie en général insignifiante, et qui guérit très vite. Cependant on l'a vu déterminer une inflammation profonde du derme, et aussi un panaris sous-cutané. Mais, comme nous le verrons plus tard, c'est quand les malades ont négligé de soigner les premiers accidents, et qu'ils ont continué à se servir de la main, sans faire attention à la phlyctène, que ces accidents se sont développés.

Si la phlyctène existe sans rougeur, sans inflammation dans le voisinage, on peut l'abandonner à elle-même, tout en recommandant au malade de s'abstenir de mouvements pendant quelques jours ; mais il vaut mieux ouvrir la phlyctène, donner issue à la sérosité, et appliquer un topique gras, tel qu'un plumasseau enduit de cérat, ou un linge trempé dans l'huile d'amandes douces.

S'il existe de la rougeur, j'ai déjà indiqué le traitement du panaris érythémateux.

3° Le panaris superficiel érythémateux ou phlycténoïde revêt des caractères particuliers quand il envahit la région unguéale ; on peut l'appeler alors *panaris unguéal.* Il constitue le véritable panaris superficiel des auteurs, la *tourniole.*

Le panaris érythémateux est plus douloureux quand il occupe cette phalange que quand il a son origine sur un autre point du doigt ; mais il ne demande aucun soin particulier, à moins qu'il n'ait son siége au niveau de la matrice de l'ongle ou au-dessous de l'ongle, à son extrémité inférieure, dans cette partie que l'on appelle vulgairement entre l'ongle et la chair. Dans le premier cas, l'inflammation, si on ne l'arrête pas, peut déterminer la chute de l'ongle, ou bien persister un temps plus ou moins long. Il existe du gonflement, un peu de rougeur, dans un point assez circonscrit, et la moindre pression détermine une douleur vive. Les dissections, les piqûres anatomiques, les écorchures que l'on se fait surtout en ouvrant le thorax des cadavres, donnent souvent lieu à ces accidents. Quand la phlegmasie dure depuis quatre à huit jours, un des moyens les plus efficaces pour la combattre, c'est de promener un crayon de nitrate d'argent bien taillé dans la rainure unguéale.

On observe assez souvent, dans ces points, des excoriations, et si l'on n'y prend garde, on voit se former des bourgeons charnus qui déterminent ultérieurement de petites végétations fongueuses, saignantes, dont la base repose sur la matrice de l'ongle ou dans sa racine. Ces végétations, faciles à reconnaître, guérissent bien, assez ordinairement, quand on les excise à l'aide d'un coup de ciseaux, et qu'on en cautérise ensuite la base une ou deux fois, à trois ou cinq jours d'intervalle, avec le nitrate d'argent.

Ces végétations se rencontrent assez fréquemment quand l'inflammation a eu son siége entre l'ongle et la chair. L'ongle, en poussant, comprime et déchire la végétation, et détermine une douleur assez vive et quelquefois un léger écoulement sanguin ou purulent. Dans ce cas, il faut couper l'ongle aussi près que possible, et détruire le bourgeon charnu à l'aide du nitrate d'argent.

Ces accidents peuvent sans doute donner lieu au panaris sous-cutané ; cependant l'observation clinique démontre que cette complication est assez rare.

Cette inflammation péri-unguéale, qui tient le milieu entre l'inflammation superficielle proprement dite, et l'inflammation avec production de sérosité purulente, peut offrir d'autres particularités importantes. Ainsi on rencontre quelquefois un boursouflement fongueux de la matrice ou des rebords latéraux de l'ongle. Ce boursouflement peut être même porté assez loin pour doubler, tripler, quadrupler la saillie normale des parties molles qui entourent et cernent l'ongle. L'ongle alors est presque décollé, et l'on pourrait l'arracher avec facilité et sans provoquer de vives douleurs. Les fongosités sont saignantes et se laissent aussi écraser à la moindre pression.—Si l'on se borne à exciser ces bourgeons fongueux, ils se reproduisent très vite, et l'ongle, qui les irrite, empêche la cicatrisation de la plaie que l'on a produite. La cautérisation ajoutée à l'excision donne quelquefois des succès, quand la maladie est encore peu ancienne. A ces deux moyens, je me suis bien trouvé d'ajouter le pansement avec la pommade au précipité blanc, en ayant soin de saupoudrer la partie malade, une fois au moins par jour, avec un mélange d'alun et de précipité blanc en poudre. On est dans quelques circonstances forcé d'extirper l'ongle, et d'exciser et de cautériser les bourgeons fongueux, et même toute la matrice unguéale; mais, avant d'en venir à ce moyen, il est bon d'avoir déjà employé les ressources chirurgicales dont on peut disposer.

Cet état fongueux des parties molles péri-unguéales n'est pas très rare, et j'ai pu, pendant quelques mois que j'ai passés à l'hôpital Saint-Louis, en remplacement de M. Denonvilliers, j'ai pu, dis-je, rencontrer six ou huit fois cette altération. Pour un des malades, j'ai eu recours à l'excision et à la cautérisation de toute une moitié de l'ongle et des parties molles environnantes. J'ai essayé une fois l'emploi de la poudre de Vienne; je n'ai pas revu la malade : cependant ce moyen, je l'espère, pourra donner de bons résultats.

M. le docteur Gérardin m'a communiqué, en parlant des ongles incarnés, une observation fort intéressante, et dont j'ai pu souvent vérifier l'exactitude dans la maladie qui m'occupe en ce moment : presque tous les malades atteints d'ongle incarné sont d'un tempérament lymphatique, scrofuleux, et il est, dans bon nombre de cas, indispensable, pour obtenir une guérison, de les soumettre à l'usage de l'huile de foie de morue, des toniques, des amers. J'ai surtout pu constater une fois les bons résultats de ce traitement sur un malade qui est venu à la consultation de l'hôpital Saint-Louis, et qui avait à un doigt un de ces bourrelets fongueux péri-unguéal. Le mal, qui avait résisté à une excision suivie de cautérisation, entra promptement en voie de guérison sous l'influence modificatrice du traitement dont je viens de parler.

Si l'ongle, dans ces affections, tombe quelquefois spontanément, surtout quand l'inflammation a persisté assez longtemps, ou quand elle a été assez vive au niveau de sa matrice, ce symptôme s'observe bien plus souvent encore quand la tourniole est phlycténoïde.

Le *panaris unguéal phlycténoïde* est assez fréquent. Il succède ordinairement à une inflammation érythémateuse, et se présente avec certains phénomènes qui, dans certaines circonstances, et pour un œil peu exercé, peuvent faire croire à une inflammation sous-cutanée : douleur intense, fièvre, anorexie, inappétence, insomnie ; gonflement fusiforme du doigt, rougeur assez vive occupant tout le doigt ; phlyctène contenant un liquide trouble, souvent sanguinolent.

Mais le gonflement est uniforme ; il occupe aussi bien la face palmaire que la face dorsale du doigt ; or nous verrons plus loin que ce n'est pas ainsi que se comporte le gonflement des panaris de la pulpe des doigts. L'apparition de la phlyctène suit de près le début de l'inflammation : on la voit paraître dès le deuxième, le troisième ou le quatrième jour ; la douleur diminue dès que la phlyctène est formée. Cette phlyctène a un reflet bleuâtre, un peu noirâtre, et présente assez souvent quelques rides. Quand on l'incise, il s'écoule de la sérosité trouble, purulente ou sanguinolente, et non du pus bien formé ; le derme, qui est mis à nu, est rougeâtre, saignant et non fongueux ; on ne voit point de trous par lesquels suinte du pus venant des parties profondes ; la douleur déterminée par la pression est peu intense.

Le pronostic est peu grave, quant aux fonctions du doigt, à moins que le panaris ne passe de la première à la seconde variété. Seulement l'ongle doit presque nécessairement disparaître, et il faudra un certain temps avant qu'un autre ongle soit complétement formé.

Dans ces conditions, le traitement est le même que celui que j'ai indiqué précédemment : ouvrir la phlyctène; pansement simple; bains locaux d'eau de guimauve; et quand l'ongle commence à vaciller, ne pas hésiter à en opérer l'extraction. — Du reste, cette extirpation n'est alors nullement douloureuse, et pour la pratiquer d'une manière instantanée, il suffit de passer un des mors d'une pince à dissection sous l'ongle, de le saisir fortement, et de l'arracher par une traction brusque.

Quand la phlyctène est bien formée, que l'épiderme est soulevé par la sérosité purulente ou sanguinolente, le diagnostic n'est pas difficile; mais il peut arriver que cette exhalation ait lieu sous l'ongle même, et qu'alors le diagnostic offre quelque embarras. En y prenant garde, on verra que la pulpe unguéale proprement dite est à peine tuméfiée, et que la pression détermine seulement de la douleur quand elle est exercée du côté de l'ongle lui-même. Ce dernier est saillant, les tissus qui l'entourent sont tendus, et le moindre attouchement détermine des souffrances très vives, généralement dans un point bien circonscrit.

Ces phlyctènes, ces abcès sous-unguéaux servent de trait d'union entre les inflammations superficielles des doigts et les panaris sous-cutanés. Ils sont assez fréquents, et ont peu de durée; ils succèdent ordinairement à des piqûres. Le pus peut se former dans l'espace de vingt-quatre à trente-six heures, et quand on examine l'ongle avec soin, on aperçoit un ou plusieurs petits îlots jaunâtres très douloureux à la pression, et dans lesquels s'est rassemblée la suppuration déjà organisée.

Le meilleur mode de traitement à opposer à ces inflammations est le suivant : couper l'ongle aussi près que possible de son point d'insertion aux parties sous-jacentes, et ouvrir le petit foyer purulent ; frictions avec l'onguent napolitain, cataplasmes.

Il peut arriver que des bourgeons charnus poussent au point où a été pratiquée cette petite ouverture ; il faut les cautériser avec le crayon de nitrate d'argent, et même quelquefois joindre l'excision à la cautérisation. Si le foyer est étendu, l'ongle se détache ; dans presque tous les cas, le chirurgien doit en pratiquer l'extraction, ainsi qu'il a été dit plus haut. Cependant, dans le fait suivant qui résume assez bien ce qui précède, l'ongle a résisté.

Panaris sous-unguéal du pouce droit ; collection purulente sous l'ongle. — Incision, cataplasmes. — Guérison rapide.

Jeune fille de vingt et un ans ; entrée salle Sainte-Catherine, n° 15, dans le service de M. Velpeau, à l'hôpital de la Charité, le 3 ; sortie le 8 février 1853.

Il y a neuf jours que cette jeune fille, qui est d'une bonne constitution et d'un tempérament lymphatique, s'est fait une piqûre au pouce de la main droite : elle nettoyait des casseroles avec du sable grossier, lorsqu'un grain s'introduisit assez profondément sous l'ongle ; elle enleva aussitôt le grain et ne s'inquiéta nullement de cet accident, qui ne lui avait causé qu'une douleur légère. Deux ou trois jours après elle a commencé à ressentir une douleur continue dans le doigt ; à peu près en même temps apparut de la chaleur, puis de la rougeur et de la tension ; son pouce se tuméfia à partir du côté interne de l'ongle et au-dessous de la racine ; le gonflement se propagea le long de cette racine, et envahit un peu la pulpe. On lui ordonna des bains locaux d'eau de guimauve, et des cataplasmes émollients de farine de lin. Son état empira pendant quelques jours, le doigt entier devenait rouge et gonflé. La malade introduisit alors une épingle sous l'ongle, et la piqûre laissa sortir une petite quantité d'un liquide assez transparent, mêlé de sang.

3 février.—*État actuel.* Le pouce est tuméfié depuis son extrémité jusqu'à son milieu ; il est rouge, et la peau tendue ; la pulpe fait sous les téguments une saillie assez considérable ; *autour de la racine de l'ongle*, on voit un bourrelet saillant, douloureux ; l'ongle paraît légèrement soulevé, et sous lui on aperçoit un petit foyer purulent s'étendant aussi sous le bourrelet inférieur. Toutes les parties tuméfiées sont le siége d'une douleur augmentant par le toucher ; la première phalange est saine, le pli du bras et l'aisselle libres, et l'état général excellent. L'ongle est coupé aussi court que possible avec des ciseaux, jusqu'à entamer une portion de la pulpe. Par cette ouverture s'échappe, au moyen de la pression sur la pulpe du doigt, une petite quantité d'un liquide séro-purulent rougeâtre. Le doigt est entouré de cataplasmes émollients.

8 février. — La rougeur a disparu, ainsi que la tension et la douleur ; le bourrelet s'est affaissé ; il existe encore un peu de gonflement général, et l'on peut exprimer encore quelques gouttelettes de ce liquide rou-

geâtre ; la malade sort en bonne voie de guérison en conservant son ongle.

Cette variété de panaris est assez fréquemment le point de départ du panaris sous-cutané ou bien d'inflammations lymphatique ou ganglionnaire. Elle a surtout pour caractère presque constant de produire de la fièvre, des douleurs très aiguës, de l'insomnie, et quelquefois même du délire. Les bains locaux et généraux, les opiacés à l'intérieur sont dans ce cas utilement employés.

4° Sans quitter l'étude du panaris superficiel, j'arrive à une quatrième sous-variété, qui peut, avec la tourniole, être regardée comme intermédiaire entre le panaris superficiel et le panaris sous-cutané. Si elle existe quelquefois sans déterminer l'inflammation suppurative du tissu cellulaire sous-cutané, on l'observe quelquefois aussi avec la deuxième variété à laquelle elle a servi de point de départ. Je veux parler du *panaris anthracoïde.*

Il existe sur la face dorsale des doigts, surtout à la partie moyenne de la phalange métacarpienne, un bouquet de poils courts, fins, et dont les bulbes forment un léger relief. Ces bulbes pileux peuvent quelquefois s'enflammer soit isolément, soit simultanément, soit à la suite de piqûres, d'écorchures, soit quand les mains ont baigné pendant un temps assez long dans un liquide irritant. Dans quelques circonstances, on ne saisit pas bien la cause qui a pu déterminer cette phlegmasie. Quand ces bulbes pileux s'enflamment, si leur inflammation reste bien limitée, bien circonscrite, elle donne lieu à l'*acme pilaris* simple ; si l'inflammation est plus intense, si le derme et les couches les plus superficielles du tissu cellulaire sous-cutané participent au travail phlegmasique, ce n'est plus l'*acme pilaris*, mais bien le *panaris anthracoïde*.

C'est assez dire que cette forme de panaris occupe en général la face dorsale des doigts, et notamment de la phalange et de la phalangine. Le panaris anthracoïde se montre rarement, en effet, à la face palmaire, et si on l'observe quelquefois, il se produit par un mécanisme tout particulier; le pus se fait jour par plusieurs pertuis, et le derme se perfore comme en pomme d'arrosoir : c'est une sous-variété de panaris sous-cutané, dans laquelle la phlegmasie occupe surtout la face profonde du derme. Nous reviendrons plus loin sur ce sujet, quand nous parlerons du panaris gangréneux.

Le panaris anthracoïde débute ordinairement sans provoquer de symptômes généraux importants ; — on remarque quelquefois un léger mouvement fébrile au début, mais plus souvent quand les symptômes locaux ont déjà éveillé l'attention.

Du côté du doigt, on trouve une tuméfaction circonscrite, d'une rougeur violacée, et douloureuse à la pression. Bientôt, sur cette tuméfaction on aperçoit des îlots un peu saillants, un peu noirâtres, surmontés d'un point blanc. La base de ces petites élevures est dure, diffuse. De même que dans le panaris érythémateux, on observe de la rougeur dans le voisinage, et les signes qui indiquent le développement d'une angioleucite, complication sur laquelle nous reviendrons plus loin. Dans ces circonstances, aux signes locaux viennent s'ajouter les signes généraux dont j'ai déjà parlé.

Cette inflammation marche lentement, elle paraît rester stationnaire pendant six à huit jours. Enfin les points saillants se ramollissent, l'épiderme se fendille, et, par ces pertuis, on aperçoit une série de petits mamelons blanchâtres, dans lesquels on reconnaît un bourbillon.

Si l'inflammation est intense, les diverses parties se réunissent, la peau qui les sépare se mortifie, tombe, et il reste un seul trou, dans lequel existe une masse grisâtre, homogène, comme dans le furoncle simple ou anthracoïde des autres parties du corps. Ces faits se rapprochent de ceux dont nous parlerons à propos du panaris gangréneux.

Si l'inflammation a gagné le tissu cellulaire souscutané (et ce n'est pas le cas ordinaire), à ces symptômes viennent s'ajouter les signes du panaris de la deuxième variété.

Enfin, comme dans le furoncle, le bourbillon se détache, la petite plaie se déterge et la cicatrisation se fait. Ces divers phénomènes, à moins de complications intercurrentes, se succèdent dans l'espace de dix à vingt-cinq jours.

Si le panaris est resté bien limité, le pronostic n'offre rien de sérieux; seulement ce panaris est sujet à des récidives, et quand il a attaqué un doigt, il n'est pas rare de le voir envahir successivement les autres doigts de la main.

L'observation suivante, que j'ai recueillie dans le service de M. Velpeau, donne bien le tableau des divers accidents du panaris anthracoïde. Les observations semblables sont très fréquentes, et j'ai dû, pour cette variété d'inflammation des doigts, comme dans le reste de ce travail, me borner à choisir les faits les plus intéressants parmi les nombreuses observations que je possède.

Panaris anthracoïde du médius; menace de phlegmon diffus; douleurs vives. — Incision, cataplasmes. — Guérison.

Malade de quarante-six ans, entré, salle Sainte-Vierge, n° 1, le 14 avril 1853, sorti le 2 mai.

C'est par un petit bouton rouge, blanc au centre, acuminé et très douloureux, que le mal a commencé sur la *face dorsale de la première phalange* du médius. Le doigt a enflé, pris une teinte violette, et une petite ouverture s'est faite par où sortait, non pas un pus liquide, mais un grumeau blanchâtre qu'on ne put enlever en promenant un linge sur la plaie. Néanmoins le malade continuait à travailler en s'enveloppant le doigt d'abord de cataplasmes, puis d'onguents divers que des bonnes femmes lui conseillèrent.

Au bout de huit jours le mal avait pris un caractère grave ; tout travail était impossible ; des douleurs lancinantes, atroces, privaient le malade de tout repos ; il se décida à entrer à l'hôpital.

14 avril. — Le doigt médius de la main droite dans toute son étendue est le siége d'une tuméfaction considérable qui s'est propagée sur la main, et commence à envahir l'avant-bras ; celui-ci, jusqu'au coude, est un peu rouge et chaud, et manifestement plus volumineux que le membre du côté opposé. Au niveau de la première phalange du médius, on observe une mortification du tissu cellulaire assez avancée. La peau est détruite dans un espace qui, vu le gonflement des parties, équivaut à peu près à la surface d'une pièce de cinq francs. Les bords de l'ulcération sont violacés, tendus, très durs, et se continuent sans ligne de démarcation bien marquée avec le centre ; le fond de la plaie est rempli par un tissu cellulaire infiltré, en voie de mortification, mais non encore sphacélé complétement ; au milieu on observe un assez grand nombre de petites ouvertures d'où s'échappent des grumeaux blanchâtres très analogues aux bourbillons furonculaires. Les douleurs sont vives, intolérables par moments, et retentissent jusque sous l'aisselle ; il y a une réaction fébrile générale ; le pouls, senti à gauche, est dur et fréquent ; il y a une soif assez vive et un peu de céphalalgie.

On enveloppe la main d'un large cataplasme qui remonte jusque sur l'avant-bras.

15 avril. — Le lendemain, le malade se trouve un peu mieux ; il a dormi un peu, le pouls est moins dur et la soif a disparu.

Les jours suivants la mortification du tissu cellulaire fait d'abord quelques progrès vers le dos de la main, où il s'établit quelques décollements. Puis l'inflammation se limite ; l'avant-bras se désenfle.

21 avril. — La main elle-même est moins tuméfiée, moins rouge, moins chaude ; un cercle violacé persiste seulement autour des eschares, qui sont assez détachées pour qu'on en puisse exciser une bonne partie.

Dès lors la convalescence marche rapidement. La plaie se déterge et prend un bon aspect. Le doigt se désenfle ; des bourgeons charnus apparaissent bientôt, et le 25 avril on substitue aux cataplasmes un pansement simple au cérat.

2 mai. — Le malade demande à aller achever chez lui sa guérison. La plaie est bien rétrécie ; elle n'a plus que le diamètre d'une pièce de vingt centimes, et est couverte de bourgeons charnus fermes et rosés d'un très bon aspect. Le doigt est encore roide, mais il commence à pouvoir se plier.

Le malade a été revu à la consultation. La plaie est bien guérie et le doigt peut exécuter tous ses mouvements.

Cette observation pourra plus tard être rappelée, quand nous étudierons le panaris gangréneux.

Le traitement du panaris anthracoïde diffère peu du traitement des autres sous-variétés de panaris. C'est surtout dans ce cas que l'on peut employer avec avantage les grands bains tièdes, les purgatifs, les tisanes amères ; et comme traitement local, les bains locaux, les cataplasmes, les onctions mercurielles à la base et au pourtour du mal, pour prévenir les complications; dans certains cas, et au début surtout, l'épilation. On a vu quelquefois un panaris anthracoïde avorter grâce à ce moyen et à l'application de topiques résolutifs, tels que l'onguent napolitain. Quand le bourbillon est détaché, que la plaie se déterge, on peut remplacer les cataplasmes, les pansements simples, par un emplâtre d'onguent de la mère. Enfin, dans le panaris anthracoïde, comme dans le panaris unguéal, et principalement dans le panaris profond, on est quelquefois obligé d'avoir recours à une potion opiacée, si les douleurs sont vives et accompagnées d'insomnie, chez les personnes très nerveuses, par exemple.

DEUXIÈME VARIÉTÉ. — *Panaris sous-cutané.* — Cette variété est la plus intéressante à étudier et à bien connaître.

Le panaris sous-cutané a pour siége le tissu cellulaire sous-cutané. Il occupe presque toujours toute l'épaisseur du tissu cellulaire sous-cutané; mais dans quelques circonstances, assez rares, il peut rester limité à la face profonde du derme et à la couche la plus superficielle du tissu cellulaire qui remplit les vacuoles de la face profonde de la peau.

Ses causes sont les plus diverses : il succède quelquefois à un panaris superficiel; d'autres fois l'inflammation naît d'emblée dans le tissu cellulaire sous-cutané sous l'influence des mêmes causes qui peuvent souvent ne donner lieu qu'au panaris superficiel : piqûres diverses, écorchures, déchirures, coupures, etc. Il n'est pas rare de le voir survenir sans cause appréciable, ou à la suite de pressions longtemps continuées, chez les ouvriers, les casseurs de pierres, les charpentiers, etc., chez lesquels la pression de l'outil détermine un panaris. Contrairement au panaris superficiel, le panaris sous-cutané s'observe surtout à la face palmaire des doigts. S'il existe à la face palmaire des doigts une de ces callosités qui caractérisent souvent certaines professions, c'est à ces durillons qu'il faudra, dans la plupart des circonstances, en rapporter l'origine. Nous retrouverons cette même cause, mais jouant un rôle plus important encore, quand nous traiterons des inflammations sous-cutanées de la paume de la main.

Le premier symptôme que l'on observe au début du panaris sous-cutané, c'est une gêne dans le mouvement du doigt, et une douleur plus ou moins vive. Après quelques heures, et quelquefois un jour ou deux de prodromes, on voit survenir du gonflement, de la rougeur. La douleur augmente, elle est souvent intolérable et pulsative. Le gonflement se montre d'abord à la face palmaire, mais bien vite il envahit la face dorsale du doigt et s'y étale. L'anatomie explique bien ces phénomènes : le tissu cellulaire sous-cutané est dense, feutré, à la face palmaire ; il est lâche, lamelleux, à la face dorsale. Aussi, tandis que la phlegmasie retenue à la face palmaire par les brides cutanées qui forment les plis des phalanges, se concentre dans un espace très restreint, elle s'étend à la face dorsale, envahit de suite toute la longueur des doigts, et gagne même très promptement le dos de la main, en revêtant les caractères d'une inflammation diffuse. — Aussi la rougeur, peu prononcée du côté de la face palmaire, est plus vive, plus violacée, à la face dorsale du doigt malade. Mais la pression est peu douloureuse de ce côté, très pénible au contraire à la face palmaire. Il y a de la rénitence à la face palmaire; il y a plutôt un gonflement œdémateux à la face dorsale.

Les mouvements du doigt sont pénibles, douloureux, mais le malade peut les exécuter, et les tendons glissent librement dans leur gaîne. C'est qu'entre eux et le tissu cellulaire existe la coulisse fibro-synoviale dure, résistante, rebelle à l'inflammation.

En même temps se développent des symptômes généraux, souvent sérieux : de la fièvre, de l'inappétence, une insomnie fatigante, de la céphalalgie, voire même quelquefois du délire.

Ce gonflement, cette rougeur, vont en augmentant pendant trois ou quatre jours, puis ils semblent rester stationnaires. La tuméfaction se ramollit, et si l'art n'intervient pas, au bout de huit à douze jours, le derme s'ulcère, le pus s'échappe à l'extérieur. Si l'épiderme se déchire facilement, il donne de suite passage à la suppuration ; si au contraire il est dur, calleux, il résiste et se laisse soulever par le pus ; on voit alors se former une phlyctène plus ou moins étendue, jaunâtre dès le début. Enfin le pus s'écoule à l'extérieur par un ou plusieurs pertuis. Alors les symptômes locaux et généraux s'amendent, le trajet purulent s'agrandit, le foyer se déterge, le gonflement diminue, le foyer se cicatrise, et la guérison arrive après un temps qui varie entre deux et trois septénaires.

Il peut se former simultanément des abcès à la face palmaire et à la face dorsale des doigts, mais le plus souvent le pus se fait jour sur les parties latérales, dans les points où la peau est plus mince, plus souple, et aussitôt qu'il s'est échappé, le gonflement diminue et disparaît sur la face dorsale. S'il persiste, il faut redouter alors, comme complication, un érysipèle, une angioleucite, ou même un phlegmon diffus. Mais je n'insiste pas ici sur les diverses complications que l'on peut rencontrer, puisqu'elles feront l'objet d'un chapitre spécial.

Le panaris sous-cutané a quelquefois déterminé une inflammation des coulisses fibro-synoviales, surtout s'il a été abandonné à lui-même. Le pus qui tend à se créer une issue, érode la peau et aussi la coulisse fibro-synoviale, et il n'est pas rare de voir un panaris de la seconde espèce, dans ces conditions, donner lieu à un panaris de la troisième variété. Il arrive aussi, et plus fréquemment, qu'il se forme plusieurs foyers à la face palmaire correspondant aux différents segments des doigts séparés par les brides cutanées dont il a déjà été plusieurs fois fait mention.

Le pronostic du panaris sous-cutané est plus grave que celui du panaris superficiel. Outre les accidents qui tiennent aux complications, le panaris peut occasionner des altérations profondes du côté des tendons, et, par suite, des difformités indélébiles. Mais si ce panaris reste sous-cutané, si l'art intervient pour prévenir cette dernière complication, cette varieté de panaris guérit, en général, très bien, et ne laisse après elle aucune suite fâcheuse.

Le diagnostic en est en général très facile. Ses limites nettement accusées à la face palmaire, la rougeur diffuse de la face dorsale, la conservation des mouvements des tendons, la douleur si vive et si limitée, à la face pulmaire, entre deux brides phalangiennes : tous ces caractères écarteront tout de suite l'idée d'une affection profonde, occupant les coulisses fibro-synoviales. Ce même gonflement si bien circonscrit à la face palmaire, le gonflement diffus et œdémateux à la face dorsale, la douleur si vive, et les symptômes généraux, les caractères de la phlyctène purulente, quand elle se forme, et sur laquelle j'ai déjà insisté, feront aussi distinguer assez aisément le panaris de la seconde du panaris de la première variété.

Il n'est pas toujours aussi facile de savoir si la suppuration est formée, et si le chirurgien doit intervenir. Sans doute quand le pus a déjà perforé le derme et qu'il y a une phlyctène sous-épidermique; quand la peau du doigt est peu épaisse et bien tendue, et qu'on sent de la mollesse, de la fluctuation, le diagnostic est des plus simples; mais quand il existe des durillons à la face palmaire des doigts, que l'inflammation sous-cutanée est assez limitée, il n'est pas très aisé de trouver la suppuration sous ces callosités. Or, voici des signes qui font bien rarement défaut :

Si la phlegmasie a au moins trois jours de durée ; si, en maintenant le doigt malade de la main gauche, et en appuyant légèrement, sur le durillon et à sa base, avec l'indicateur ou le médius de la main droite, on sent une certaine rénitence, une certaine élasticité ; si surtout on provoque, chez le malade, une douleur vive, pareille à celle d'une piqûre d'épine, ou d'aiguille ; si le gonflement et la rougeur de la face dorsale, quoique étendus à toute la longueur du doigt, sont plus franchement marqués au niveau du durillon, l'on peut sans hésiter affirmer que la suppuration est déjà formée sous cette callosité. Peut-être n'y a-t-il qu'une ou deux gouttelettes de pus ; mais si ce pus est évacué l'inflammation s'arrêtera, et tous les accidents disparaissent très vite. J'ai pu m'assurer un grand nombre de fois de la réalité de ce que j'avance, et à l'hôpital de la Charité, et surtout à l'hôpital Saint-Louis, où l'on trouve tant de panaris à chaque consultation publique. Aussi j'insiste, avec raison je l'espère, sur ce point de diagnostic du panaris sous-cutané.

Le traitement est variable, suivant la période à laquelle est arrivé le panaris.

Au début, la première indication est de chercher à en obtenir la résolution. On trouve, dans tous les auteurs, une foule de moyens divers qui ont été préconisés et vantés tour à tour, et souvent outre mesure, pour arriver à ce résultat. On ne se préoccupe pas assez, dans l'appréciation de tous ces remèdes, des diverses dispositions des malades, de la forme, de l'étendue du panaris, de la marche plus ou moins rapide de la phlegmasie, et d'une foule d'autres circonstances. Les divers moyens conseillés par les auteurs ont sans doute compté des succès, mais on se tromperait étrangement si l'on espérait avec une même médication réussir toujours dans tous les cas. Les topiques réfrigérants ont produit quelques succès; mais si on les met en usage, ils doivent être continués pendant quelques jours avec persévérance, et ont pour avantage de calmer les douleurs aiguës du panaris; ce moyen est difficile à employer, et surtout à continuer sans interruption; et il ne faut pas perdre de vue que si les irrigations continues, la glace surtout, peuvent donner de bons résultats, ces mêmes topiques ont quelquefois déterminé des accidents graves, tels que la gangrène.

On peut avoir recours aussi à l'application de sangsues à la racine des doigts, tout à fait au début du panaris. — M. Velpeau a obtenu souvent des succès en prescrivant des onctions mercurielles aidées d'une compression modérée, et de la position élevée de la main.

D'autres moyens, d'autres pommades ont aussi fait avorter le panaris à son début. La pommade, les solutions concentrées au nitrate d'argent que M. Jobert a si souvent employées dans le panaris, comme dans d'autres inflammations superficielles ou sous-cutanées, ont été cette année vantées de nouveau par M. Guinier, professeur agrégé à Montpellier (*Gazette des hôpitaux*, 1858, p. 31). C'est un mode de traitement qu'il faut rapporter surtout à M. Jobert et qui peut donner, dans certains cas, quelques succès, comme ceux que je viens d'indiquer. — En même temps que l'on a recours à l'un ou l'autre de ces traitements locaux, il est bon de prescrire un grand bain tiède et quelques légers purgatifs. — Si le malade est fort, vigoureux, qu'il existe des symptômes de réaction assez marqués, on peut pratiquer une saignée générale.

Je passe sous silence, et avec intention, tous ces prétendus topiques merveilleux qui ont grande créance chez les gens du monde, et dont j'ai déjà dit un mot.

Mais quand ces divers moyens, et notamment la compression, n'ont rien produit après un ou deux jours, que l'inflammation augmente au lieu de rétrograder, il serait imprudent d'insister plus longtemps sur les abortifs, et il faut avoir recours à un autre traitement.

Les cataplasmes émollients, les onctions mercurielles, les bains locaux émollients seront employés avec avantage, et quand la phlegmasie dure depuis quatre à six jours, il ne faut pas hésiter à avoir recours au bistouri, à ouvrir le foyer du mal. On peut même appeler le bistouri à son aide de très bonne heure. Une incision bien faite provoque une saignée locale, calme la douleur, détruit les symptômes d'étranglement, et, comme l'a souvent prouvé M. Velpeau, elle peut suffire pour faire avorter le panaris. C'est aussi le moyen le plus efficace pour empêcher le panaris sous-cutané de devenir le point de départ d'un panaris profond.

Il faut surtout inciser le foyer purulent, quand il a une certaine étendue, et que l'épiderme durci, calleux, résiste et s'oppose à la sortie de la suppuration. Dans le cas contraire, quand les phénomènes généraux sont peu intenses, que le panaris est bien limité, si le malade résiste à l'idée de recevoir un coup de bistouri, on peut attendre que la nature fasse elle-même ce travail. La guérison sera plus lente à obtenir, mais il n'y aura aucun danger à attendre.

Les observations de panaris sous-cutanés sont très nombreuses, et n'offrent rien de particulier. Cependant je rapporterai la suivante, dans laquelle se trouve indiqué et decrit l'abcès, dit en bouton de chemise, sur lequel je reviendrai plus tard.

Panaris sous-cutané. — Abcès en bouton de chemise, cataplasmes. — Guérison rapide.

Malade âgé de vingt et un ans, entré à l'hôpital de la Charité, dans le service de M. Velpeau, salle Sainte-Vierge, n° 12, le 8 septembre 1851, sorti le 14.

Ce jeune homme, d'une taille ordinaire, est très robuste; son tempérament est sanguin Il n'est jamais malade.

Il y a cinq jours, sans s'être piqué ni froissé les doigts, il fut pris d'une tuméfaction douloureuse de l'annulaire droit, tuméfaction qui produisit en trois jours, au milieu de vifs élancements, un petit amas de pus sous-épidermique ; ce malade perça l'épiderme avec une épingle et donna ainsi issue au liquide rassemblé en collection. Mais le pus ne tarda point à se reproduire, et cette fois sans amener de vives douleurs. C'est dans cette condition qu'il se présente à la Charité le 8 septembre.

Le 9 au matin, nous constatons une tuméfaction de l'annulaire droit au niveau des deux premières phalanges. Cette tuméfaction qui n'est point très prononcée, et qui est peu douloureuse à la pression, s'accompagne de rougeur à la partie antérieure et externe. La partie postérieure et interne offre au niveau de la première phalange une phlyctène. L'épiderme est soulevé par un liquide d'un jaune sale dans une étendue de trois centimètres de hauteur sur deux de largeur.

Cet épiderme est enlevé. Écoulement d'un pus blanc jaunâtre un peu fluide. La face externe du derme mise à nu est d'un rouge noirâtre, légèrement granulée : elle offre vers sa partie moyenne et interne un petit pertuis qui permet au stylet d'arriver sous le derme ; du pus sort par ce petit pertuis. C'est là un exemple de ces abcès, qui présentent la forme d'un bouton de chemise. La phalange n'est nullement à nu. Pas de douleurs. — Nuls symptômes généraux. (Cataplasmes.)

Le 12, la fistule sous-dermique est complétement fermée : le panaris est réduit à une plaie tout à fait superficielle. Les tissus environnants ont repris leur aspect et leur volume normal. On panse la plaie avec des bandelettes de diachylon.

Le 14, l'épiderme est presque complétement reformé; le malade sort donc entièrement guéri.

Le chirurgien qui a recours au bistouri ne doit pas perdre de vue qu'une incision, pour être utile, doit être portée jusqu'au delà du derme, et assez large pour permettre au pus de s'écouler facilement. La plupart des médecins se servent timidement d'une lancette; c'est le bistouri qu'il faut choisir. Il faut le plonger hardiment jusqu'au foyer, jusqu'au delà du derme, et ouvrir au pus une issue de deux à trois centimètres au moins. Il ne faut pas oublier que la peau, surtout la peau enflammée, est assez épaisse, et ne pas s'arrêter alors que l'on n'a pas traversé le derme dans toute son épaisseur. Qu'y a-t-il à redouter du reste? des artérioles situées sur les parties latérales du doigt, et qui, du reste, ne donneront jamais lieu qu'à une hémorrhagie peu redoutable que l'on arrêtera très facilement?

Une fois l'ouverture du foyer opérée, qu'elle soit due aux efforts de la nature où à la main du chirurgien, il faut, pendant quelques jours encore, continuer les cataplasmes, les bains locaux émollients, et avoir soin d'enlever l'épiderme mortifié, qui joue le rôle de corps étranger et irritant. — Puis, quand la suppuration est tarie, que la plaie se déterge, remplacer les cataplasmes par un pansement simple ou un emplâtre d'onguent de la mère.

S'il est utile, nécessaire, d'avoir recours au bistouri dans le traitement du panaris sous-cutané proprement dit, que je viens d'esquisser à grands traits, cette indication est bien plus impérieuse encore quand on a affaire à la sous-variété du panaris sous-cutané que l'on peut appeler *gangréneux*.

Ce panaris n'est souvent qu'une forme particulière du panaris sous-cutané proprement dit. Il débute plus brusquement et envahit d'emblée une ou plusieurs phalanges. Le tissu cellulaire est pris dans une étendue assez grande, le gonflement se produit très vite, les vaisseaux nourriciers s'oblitèrent, le derme se gangrène. Chose curieuse, et que l'on pouvait prévoir du reste, les symptômes généraux, graves au début, graves quelquefois au point de provoquer les symptômes de l'étranglement, s'amendent assez vite. Les filets nerveux comprimés, la circulation plus ou moins entravée : la douleur diminue notablement, mais on doit se méfier de ce panaris sous-cutané, à forme grave au début, et dont les symptômes s'apaisent sans que la rougeur et le gonflement diminuent en proportion. Le doigt présente une rougeur terne ; la chaleur est peu intense ; les douleurs pulsatiles ne sont pas très vives. Bientôt apparaissent quelques points bleuâtres, puis de petites phlyctènes contenant de la sérosité roussâtre ; si l'on ne se hâte pas d'avoir recours à des moyens chirurgicaux énergiques, le doigt devient noirâtre, et alors se forme une eschare plus ou moins étendue ; l'eschare se détache, tombe ; au-dessous se dessine la coulisse fibro-synoviale dénudée, et l'on peut redouter presque fatalement le développement d'un panaris de la troisième espèce.

Si la gaîne des tendons s'enflamme, de nouveaux accidents aigus surgissent, accidents dont il sera bientôt question : les phénomènes généraux se sont calmés, mais pour reprendre une nouvelle intensité ; la douleur s'est apaisée, mais pour reparaître plus vive et plus violente ; le gonflement s'est limité, mais pour envahir bientôt de nouveaux tissus et s'étaler dans d'autres régions.

Le diagnostic de cette variété de panaris est assez facile. Les limites de l'inflammation, bien circonscrites, comme dans le panaris sous-cutané, la coloration des tissus enflammés, l'eschare plus ou moins étendue, feront assez aisément reconnaître la nature et la forme de la maladie. Quant à l'étendue et à la gravité des lésions profondes, c'est seulement à la chute de l'eschare qu'on pourra les juger d'une manière bien positive.

Ce panaris constitue une affection grave, et parce qu'il peut compromettre la vie des malades, et parce que le doigt est presque irrévocablement perdu.

Au début, le traitement doit être énergique ; c'est surtout dans ce cas qu'il ne faut pas trop insister sur les abortifs dont il a été déjà parlé, mais employer de bonne heure le bistouri. Une, deux, trois incisions longues, profondes, sont quelquefois indispensables. Si l'on parvient par ce moyen à enrayer la gangrène, on doit ensuite avoir recours aux topiques émollients, comme pour le panaris sous-cutané ordinaire. Si la gangrène a détruit une portion de la peau, si elle est limitée, il faut attendre l'élimination de l'eschare, et en favoriser la chute, autant que possible, à l'aide des mêmes moyens. Mais il ne faut pas hésiter à prévenir le malade ou les parents des phénomènes qui doivent se passer ultérieurement. L'eschare une fois limitée, les malades vivent dans une sécurité trompeuse, et s'il survient des accidents presque inévitables qui détruisent les fonctions du doigt, ils sont tout disposés à en accuser l'incurie ou l'ignorance du médecin.

La durée du panaris gangréneux, une fois arrêtée dans sa marche, est à peine plus longue que pour le panaris sous-cutané ; mais quand il existe une eschare occupant toute l'épaisseur du derme, la durée ne peut pas être définie. La maladie peut durer deux, trois et même quatre mois ; tout va dépendre de l'étendue des lésions profondes, de l'altération des tendons et des phalanges.

En parlant du panaris anthracoïde, j'ai dit que le panaris sous-cutané, quand il occupe la couche la plus superficielle du tissu cellulaire, pouvait s'ouvrir par plusieurs points et donner lieu à un panaris anthracoïde; si je reviens de nouveau sur cette effection, c'est qu'elle comporte une indication spéciale, importante.

Cette forme de panaris sous-cutané diffère peu de la première à son début. Cependant les symptômes en sont moins marqués et la rougeur de la face dorsale moins vive. Mais on voit de bonne heure une série de petits mamelons noirâtres séparés par de petits points de peau. Ces mamelons se ramollissent; à leur sommet s'établit un petit pertuis par lequel s'échappe un peu de pus, et qui laisse apercevoir bientôt un petit bourbillon, facile à reconnaître.

Or, ce panaris peut donner lieu, et par un mécanisme différent, aux mêmes accidents que le panaris gangréneux. Si ces petits ponts de peau sont peu étendus, si les pertuis sont rapprochés, la peau se gangrène. Dans ce cas encore, il ne faut pas hésiter à employer le bistouri de bonne heure, à pratiquer une, deux ou trois incisions, suivant l'étendue du panaris. C'est souvent le seul moyen d'éviter la gangrène de la peau qui surmonte le foyer. Mais si les pertuis sont peu nombreux, on peut attendre sans danger, s'il n'y a point d'autre foyer, dans le voisinage, et agir pour ce panaris comme on ferait pour un petit furoncle.

Le panaris gangréneux n'est pas toujours et fatalement suivi des accidents graves qui viennent d'être indiqués, et sur lesquels nous reviendrons encore; dans l'observation suivante le doigt a pu être conservé.

Panaris gangréneux sur la face palmaire du médius de la main droite. Excision des téguments sphacélés, pansement simple. Guérison.

Malade âgé de trente-huit ans, couché salle Sainte-Vierge, n° 24, dans le service de M. Velpeau; entré à l'hôpital de la Charité le 28 juillet, sorti le 27 août 1853.

Comme antécédents, cet homme nous apprend qu'il jouit habituellement d'une bonne santé; il a l'air fort. La difficulté avec laquelle il parle le français empêche d'ailleurs de recueillir de grands renseignements.

Il entre dans le service pour un panaris de la face antérieure du médius droit. Il n'attribue son mal à aucune cause bien déterminée ; il le rattache cependant à la nécessité où il est, par sa profession, de serrer des corps durs. Il est bottier. — On constate que le doigt est fortement gonflé; la face postérieure est d'un rouge sombre, tendue, luisante ; sur la face palmaire on ne trouve pas une rougeur aussi vive, mais une teinte violacée, noirâtre, masquée par un épaississement de l'épiderme qui est blanchâtre, ridé, ce qui tient à l'application du cataplasme dont le malade fait usage depuis le début de son mal. Au niveau environ de l'articulation de la première phalange avec la deuxième, on observe un petit point plus saillant, qui se laisse déprimer aisément, point où l'épiderme est manifestement soulevé. — Le malade nous dit éprouver dans son doigt des douleurs *qui étaient bien plus fortes dans les premiers jours*, douleurs pulsatives. — Aujourd'hui ce petit foyer est incisé ; mais l'incision de la phlyctène n'a donné issue qu'à une petite quantité de pus sanieux, noirâtre, et la pression ne fait point couler de pus et n'est point douloureuse (cataplasmes).

5 août. — Dans les jours précédents, l'incision est restée largement ouverte, les bords en étaient écartés, déjetés, ne présentant aucune tendance à la cicatrisa-

tion, mais en même temps un autre phénomène se produisait : au moment de l'incision, le foyer paraissait circonscrit à un très petit espace au-devant de l'articulation; dans les jours qui ont suivi, le décollement a manifestement gagné en étendue, la pression sur toute la partie antérieure de la première et de la seconde phalange ramène au niveau de l'ouverture une quantité notable de pus; le stylet introduit par l'ouverture, arrive dans une caverne et pénètre à environ deux ou trois centimètres, tant du côté de la racine que de l'extrémité du doigt, mais sans arriver sur des os dénudés. Les téguments sont amincis, noirs, chagrinés, dans un espace assez étendu autour de la plaie. On les excise et cette excision porte sur des parties mortifiées.

10 août. — Cette tendance à la mortification n'a point cessé; dans les différents points où la peau décollée cachait un foyer qu'un examen attentif faisait seul reconnaître, elle s'est sphacélée. Aujourd'hui on a un vaste ulcère, à bords irréguliers, dont le fond est rosé et recouvert de bourgeons charnus, et recouvert par une couche blanchâtre séro-purulente, peu abondante, et ayant l'aspect pseudo-membraneux. Cet état fongueux de toute la partie antérieure du doigt occupe toute l'étendue de la première, et la moitié antérieure de la seconde phalange. Tout mouvement de flexion et d'extension est impossible dans ce doigt doublé de volume (pansement simple).

18 août. — Les jours précédents, la plaie n'a pas présenté de modifications bien importantes : les bour-

geons charnus prennent du développement, dépassent le niveau des téguments sains ; toutefois, la peau paraît se resserrer un peu et rétrécir cette vaste perte de substance. La sécrétion purulente est toujours peu abondante. Le malade dit ne pas souffrir.

27 août. — Aujourd'hui la peau s'est un peu rétrécie, mais les tissus malades apparaissent toujours au-dessus du niveau de la peau comme à travers une boutonnière. — Les mouvements sont toujours impossibles dans le doigt. Le malade inquiet de la lenteur que son mal affecte dans sa marche, demande à quitter l'hôpital.

La tendance très lente vers la cicatrisation, mais cependant manifeste, que l'on observe depuis quelques jours, permet d'espérer qu'elle se complétera.

Le malade a été revu : la cicatrisation est complète, les mouvements sont revenus, mais ils sont un peu gênés par la cicatrice.

Je ne rapporterai aucune observation concernant les altérations consécutives au panaris gangréneux, quand la lésion s'étend aux tendons ou aux phalanges ; je citerai plus loin quelques faits intéressants, mais qui trouveront mieux leur place dans la troisième variété du panaris.

Enfin, j'arrive à une dernière variété de panaris sous-cutané, et qui n'est pas la moins intéressante ; je veux parler du *panaris de la pulpe des doigts*.

Roux, dans l'article du Dictionnaire, a bien dit, en parlant de la phalange unguéale, qu'elle était plus souvent atteinte de nécrose que les autres ; il a constaté le fait, mais il n'en a pas donné l'explication. En 1853, j'ai publié, dans le *Bulletin de thérapeutique*, sur ce sujet, une note extraite des leçons de M. Velpeau, où j'ai cherché à combler cette lacune. M. Richet, dans son ouvrage, que j'ai déjà eu occasion de citer, a aussi donné cette explication. Elle repose tout entière sur la connaissance de la structure anatomique de cette phalange. — On ne trouve pas de coulisse fibro-synoviale, mais un tissu cellulo-graisseux qui se continue de toutes parts avec la phalange. Or, quand l'inflammation a envahi le tissu cellulaire sous-cutané de la phalange unguéale, elle est à l'aise dans un tissu cellulo-graisseux lâche, et elle l'envahit bien vite de toutes parts. Elle circonscrit ainsi toute la phalange, la dissèque pour ainsi dire, en attaquant les vaisseaux qui viennent la nourrir, la frappe de mort, la *nécrose*, en un mot.

Aussi peut-on dire d'une manière absolue : Toutes les fois que l'inflammation de la pulpe n'est pas arrêtée dans son évolution, elle doit fatalement se terminer par la *nécrose* de la phalange unguéale. On peut même ajouter : Presque toutes les fois qu'une inflammation persiste, dans la pulpe d'un doigt, depuis plus de huit jours, fatalement la phalange sera nécrosée.

L'inflammation sous-cutanée de la phalange unguéale se présente avec les caractères du panaris sous-cutané ; seulement, comme à la partie antérieure il existe un tissu cellulo-graisseux, facilement perméable à l'inflammation, que du côté de la face dorsale il y a un ongle qui bride cette phalange de ce côté, le gonflement sera plus marqué à la face palmaire qu'à la face dorsale; mais d'un autre côté, contrairement à ce qui se passe pour le panaris superficiel, le gonflement est arrêté par le premier pli cutané phalangien, à la face antérieure; il s'étale au contraire facilement à la face postérieure, au-dessus de l'ongle. — A cause même de la structure de cette phalange, à cause de l'épanouissement de nombreux filets nerveux, la douleur de cette variété de panaris est plus vive que pour les autres phalanges. — Le gonflement, la rougeur, ne restent pas bornés à l'extrémité du doigt, mais s'étalent comme dans le panaris sous-cutané ordinaire, sur le doigt et sur le dos de la main; mais ces accidents sont moins marqués et plus tardifs dans le panaris de la pulpe.

Cette inflammation, abandonnée à elle-même, dure fort longtemps : six, huit, dix mois, un an, et même davantage, jusqu'à ce que la phalange soit éliminée; on voit persister des trajets fistuleux, un gonflement fusiforme du doigt, une suppuration plus ou moins abondante.

Le *pronostic*, le plus souvent, n'est pas très grave : la phalange, il est vrai, sera nécrosée, et, partant, devra être éliminée; mais cette élimination faite, l'ongle reste, il se forme au centre de la phalange un noyau fibreux, fibro-cartilagineux; le doigt est un peu disgracieux, mais les malades s'en servent parfaitement, et même du moignon de la phalange.

Cette variété de panaris est très fréquente, très fréquente aussi est la nécrose de la phalange.

Le traitement, au début, doit être énergique. L'inflammation sous-cutanée une fois reconnue, il faut tout de suite avoir recours au bistouri. Les topiques résolutifs, les topiques réfrigérants, la compression, etc., sont des moyens trop incertains pour que l'on s'expose, en les employant, à perdre un temps précieux. L'incision seule peut enrayer l'inflammation, ou du moins l'empêcher d'envahir toute l'épaisseur de la pulpe. — Mais si cette incision, faite de bonne heure, n'a pas entravé la marche du panaris, l'os sera fatalement nécrosé; on doit alors avoir recours aux émollients et attendre, pour extraire la phalange, qu'elle soit un peu mobile, un peu détachée des parties molles qui l'entourent.

Que si le malade vient consulter le médecin, alors que l'inflammation existe déjà depuis quelque temps, il ne faut pas hésiter à le prévenir tout d'abord des dangers auxquels est exposée la phalange; et s'il existe déjà des trajets fistuleux, on peut, avec un stylet, reconnaître l'état de la phalange, et savoir si le moment est venu d'en pratiquer l'extirpation.

On rencontre assez fréquemment, dans la pratique et dans les hôpitaux, des malades qui ont une phalange unguéale volumineuse, avec divers trajets fistuleux, persistant depuis un temps plus ou moins long. A première vue, l'on peut affirmer que la phalange est nécrosée, et que c'est elle qui entretient et alimente cette suppuration.

Si l'art n'intervient pas, la phalange est érodée petit

à petit, et ces érosions se montrent de bonne heure. Existe-t-il un panaris de la pulpe depuis un mois ou plus, on est sûr de trouver sur la phalange plusieurs petites vacuoles pleines de pus. Après un an et quelquefois davantage, on ne trouve plus qu'un rudiment de phalange ayant à peine la dixième partie de son volume normal, et même, dans certains cas, à peine quelques petits fragments osseux dissociés ; la phalangette finirait certainement par disparaître complétement, mais seulement après un an et même bien davantage.

Ces considérations sont assez puissantes pour décider le médecin à agir. Que doit-il faire ?

Il serait hors de propos d'agiter ici la question de l'amputation de la phalange, et je crois qu'on peut la rejeter, pour le cas qui nous occupe, d'une manière absolue. La phalangette est nécrosée, on doit extirper cette phalangette. Pas n'est besoin d'attendre que la phalange soit complétement libre, bien flottante au milieu de la pulpe. M. Velpeau n'hésite pas, quand il a affaire à un panaris de la pulpe datant de quatre à cinq semaines, à faire une incision et à saisir la phalangette avec de fortes pinces. Il l'enlève, en général, assez facilement. A plus forte raison ne doit-on pas attendre, quand la maladie remonte à une époque plus éloignée encore.

Les soins consécutifs sont des plus simples : cataplasmes émollients pendant quelques jours, puis un pansement simple auquel on substituera, vers le sixième ou le huitième jour, un simple emplâtre d'onguent de la mère, et la guérison aura lieu généralement du douzième au vingtième jour.

En général, l'inflammation qui enveloppe la phalange reste bornée à cette partie du doigt. Elle peut cependant, dans certains cas, gagner les coulisses des tendons fléchisseurs et passer aux deuxième et première phalange.

Cet accident s'est présenté dans l'observation suivante :

Panaris de la pulpe de l'index, suppuration, incision. Guérison.

Cet homme, âgé de cinquante-quatre ans, malade depuis trois mois, est entré à l'hôpital de la Charité, dans le service de M. Velpeau, salle Sainte-Vierge, n° 3, le 18 décembre 1852. — Sorti le 14 janvier 1853.

Il y a trois mois environ, cet homme, qui paraît d'une bonne constitution et dit n'avoir jamais été malade, s'est piqué l'index de la main droite avec une serpette. Il n'a point fait attention à la blessure qui était petite, située sous l'ongle, et ne donna que très peu de sang ; il a continué à travailler sans prendre la moindre précaution. Le doigt est enflé et il est survenu autour de l'ongle de la suppuration L'inflammation, accompagnée de douleurs très vives et de fièvre, s'est étendue à tout le doigt; quatre incisions ont été successivement pratiquées par un médecin étranger à l'hôpital, sans que la marche progressive du mal se soit arrêté.

C'est dans cet état que la malade s'est présenté à la consultation, le 18 décembre 1852. L'enflure du doigt est considérable; sa douleur très vive, mais ne s'étend point dans la main ni dans le bras. Il s'écoule, par les incisions précédemment pratiquées, un peu de pus sanieux.

M. Velpeau pratique le long de la première phalange, du côté de la face palmaire du doigt, une incision très profonde d'environ 2 centimètres d'étendue, par laquelle il extrait la phalange (cataplasmes).

Les tendons des fléchisseurs des doigts sont mis à nu par cette incision très profonde, s'exfolient à leur extrémité, et sont excisés quelques jours après; la suppuration s'établit franchement; la douleur diminue et le mieux s'établit de jour en jour.

Un pansement simple est substitué aux cataplasmes, et la cicatrisation s'opère assez rapidement.

Le 12 janvier, le malade quitte l'hôpital. La cicatrisation est parfaite; le doigt, encore tuméfié et rouge, n'est point déformé; il est seulement roide et ankylosé dans les articulations phalangiennes; il se plie tout d'une pièce au niveau de l'articulation métacarpo-phalangienne, qui a gardé toute sa mobilité.

On prévoit tout de suite que si ce panaris suit cette marche au pouce, ou au petit doigt, l'inflammation pourra se propager rapidement à la paume de la main. Mais, nous allons bientôt insister sur ces faits, en parlant du panaris de la troisième espèce, et, pour le moment, je n'insiste pas davantage sur ce point.

Je me bornerai à rapporter deux observations que j'ai recueillies dans le service de M. Velpeau à l'hôpital de la Charité. J'ai pu, pendant les deux années que j'ai été interne dans le service de M. Velpeau, rassembler plus de trente observations de panaris de la pulpe avec nécrose. J'en choisis deux dans ce nombre : dans l'une, l'état de la phalange, après son extraction, est bien décrit ; dans l'autre, il s'agit d'un panaris sous-épidermique, qui aurait pu être pris pour un panaris de la pulpe.

Panaris de la pulpe du pouce gauche. Extraction de la phalange nécrosée, cataplasmes. Guérison.

Jeune fille, âgée de vingt ans, couchée salle Sainte-Catherine, n° 25, malade depuis quatre mois, entrée le 21 juin, sortie le 8 juillet 1853.

Il y a quatre mois que, sans cause déterminée, le pouce de cette femme est enflé. Elle s'est fait soigner par un médecin qui, à trois reprises différentes, a fait des incisions. Il en est sorti beaucoup de pus, dit-elle, mais point d'os.

21 juin. — La dernière phalange est très tuméfiée ; la pulpe rouge, chaude, douloureuse, forme massue à l'extrémité du doigt ; la première phalange est saine. Autour de l'ongle sont trois petites ouvertures, à bords

fongueux, bourgeonnants, qui donnent issue à un pus abondant, jaunâtre. Un stylet porté dans ces ouvertures trouve trois trajets fistuleux par lesquels on pénètre jusqu'à l'os ; le stylet pénètre dans cet os, qui paraît denudé et nécrosé. La douleur, très vive quand on presse le doigt, est presque nulle quand le pansement est appliqué.

La portion d'os nécrosé est extraite au moyen d'une pince et à travers une incision préalablement faite dans la pulpe du doigt.

Des cataplasmes d'abord, puis un pansement simple, continué pendant quinze jours, aidé de quelques cautérisations légères avec le crayon de nitrate d'argent, pour réprimer les chairs fongueuses, amènent une cicatrisation presque complète, que la malade ira achever chez elle. Elle sort le 8 juillet.

La phalange extraite a conservé sa forme presque normale, mais elle est réduite à un volume beaucoup plus petit que sa grosseur normale. Elle est érodée en plusieurs endroits. Elle offre, en avant et sur les côtés, de petites vacuoles, de la profondeur de 1 à 2 millimètres, de la larguer de 3 à 4 millimètres, pleines de pus jaunâtre. Le pus enlevé par le lavage, on trouve que le fond de ces petites excavations est anfractueux, friable. A sa partie moyenne, la phalangette a à peine 3 à 4 millimètres d'épaisseur, au niveau de ces vacuoles.

Cette portion osseuse, pour être éliminée spontanément, aurait encore exigé un temps fort long.

Dans le fait suivant, la maladie simulait un panaris de la pulpe.

Panaris sous-épidermique du pouce de la main gauche. Incision, cataplasmes, onguent de la mère. Guérison.

Cette jeune fille semble douée d'une faible constitution; elle a la peau blanchâtre, la figure un peu chlorotique. Elle a été menstruée pour la première fois à quinze ans, mais ses règles n'ont jamais coulé parfaitement, et l'année dernière elles ont été supprimées complétement pendant un temps assez long. Elle n'a jamais eu de flueurs blanches.

Si l'on ausculte la poitrine au sommet du poumon droit, on constate quelques signes de la première période de la tuberculisation pulmonaire. La malade tousse un peu; elle expectore beaucoup de crachats jaunâtres, striés, opaques; elle a quelquefois un petit malaise le soir et sue souvent pendant la nuit.

Le pouce de la main gauche est gonflé, un peu plus volumineux que celui du côté opposé. La tuméfaction est bien circonscrite et ne s'étend que jusqu'à la racine de la deuxième phalange. La peau a perdu sa coloration normale, elle est d'une rougeur assez prononcée à la partie dorsale, jaunâtre à la partie externe et palmaire de la première phalange. La douleur est vive, lancinante. Une ouverture se remarque à la face palmaire, c'est une incision qui a été pratiquée *par les sœurs* et qui a donné issue à beaucoup de pus. On sent encore aujourd'hui un peu de fluctuation.

La malade présente aussi dans le dos quelques boutons disséminés, jaunâtres ; au milieu d'eux se remarque, sur le rachis, une petite plaie étroite, irrégulière, à fond grisâtre, et que la jeune fille attribue à la pression d'un corset trop serré. Du reste, elle en souffre peu ; il y a seulement une légère démangeaison.

On enlève l'épiderme du pouce et l'on prescrit un cataplasme.

19 avril. — L'incision a dégénéré en une petite plaie peu profonde, à fond jaunâtre, à bords rouges ; il sort par là un pus abondant, bien lié. Du reste la douleur a beaucoup diminué, ainsi que le gonflement. Un stylet introduit dans la plaie ne pénètre pas jusqu'à l'os.

La jeune fille a toussé toute la nuit : elle n'a pas dormi ; elle a eu hier quelques envies de vomir.

22 avril. — Le gonflement et la douleur ont disparu ; il reste à peine de la rougeur ; la petite plaie se déterge et suppure assez abondamment. Les boutons du dos se dessèchent. Pas de fièvre. Sommeil.

28 avril. — La plaie est tout à fait détergée ; il n'y a plus de suppuration. Il existe seulement là une petite dépression qui se comblera peu à peu. Les boutons sont secs.

30 avril. — La malade étant mieux sort de l'hôpital.

Avant de passer à la description du panaris profond, faisons remarquer que nous avons terminé l'étude du panaris pour la troisième phalange des doigts. Nous avons vu par quel mécanisme la partie osseuse était nécrosée et éliminée ; si l'os devient malade, ce n'est que consécutivement. Je n'ai pas observé un seul cas de panaris proprement dit ayant débuté par le périoste. Je ne puis donc, avec Roux, admettre une variété de panaris à laquelle serait attachée la dénomination de *panaris périostique.* Je reviendrai encore sur ce point un peu plus tard.

TROISIÈME VARIÉTÉ. — *Panaris profond.* — Cette troisième variété a été surtout bien étudiée par les auteurs classiques *sous presque tous les points de vue.* Elle a pour siége la coulisse fibro-synoviale des doigts.

Cette inflammation débute quelquefois d'emblée, sous l'influence de causes générales, ou, plus souvent, sous l'influence de causes locales, accidentelles : des pressions longtemps répétées, une morsure, un écrasement, etc. ; on l'a vue parfois succéder à la deuxième espèce de panaris, et plus souvent au panaris gangréneux. La coulisse fibreuse, dure, résistante, ne s'enflamme pas facilement, il est vrai, et le médecin peut, dans la généralité des cas, enrayer la phlegmasie avant qu'elle ait envahi la membrane fibro-séreuse ; mais une fois que l'inflammation s'est déclarée dans la coulisse fibro-synoviale, qu'elle ait débuté d'emblée dans ces tissus ou qu'elle ait succédé à un panaris sous-cutané, elle s'accompagne d'un cortége de symptômes plus graves que dans les variétés précédentes. Elle a pour caractère constant, inhérent à son siége et à la nature des tissus qu'elle envahit, de se propager rapidement dans toute l'étendue de la membrane séreuse qui en est affectée. Or, parmi le symptômes à l'aide desquels elle se traduit à nous, quelques-uns sont en rapport avec la disposition des coulisses séreuses, et varient suivant que tel ou tel doigt est le siége du mal; d'autres se rencontrent dans tous les cas, dans toutes les circonstances, quel que soit le doigt malade.

Si la phlegmasie occupe l'indicateur, le médius ou l'annulaire, elle s'arrête au niveau de l'articulation métacarpo-phalangienne, parce que là s'arrête la membrane synoviale propre à chacun de ces doigts. Elle pourra bien ultérieurement dépasser le cul-de-sac synovial, pour s'étendre à la paume de la main, au poignet, à l'avant-bras, mais elle ne se propagera pas tout de suite à ces régions.

Mais si l'inflammation occupe le pouce ou le petit doigt, elle gagnera immédiatement l'éminence thénar ou hypothénar, suivant que le pouce ou le petit doigt est le siége du mal; elle passe sous le ligament annulaire et suit en un mot la coulisse séreuse des tendons de ces doigts.

J'ai insisté sur la disposition de ces coulisses séreuses et sur les varietés qu'elles peuvent présenter; leur inflammation affecte une marche bien définie, se trouve confinée dans des limites bien précises, et l'appareil symptomatique, qu'on peut prédire à l'avance, vient encore ici, comme dans toutes les régions du corps, confirmer nos connaissances anatomiques.

La gaîne synoviale du pouce est-elle isolée des

toiles synoviales voisines? Son inflammation reste isolée, et l'on observe alors, avec les symptômes ordinaire du panaris de la troisième espèce, des symptômes particuliers au pouce : gonflement de l'éminence thénar, du poignet, de l'extrémité inférieure de l'avant-bras à la partie externe, etc.

La gaîne synoviale du pouce est-elle en communication avec la gaîne synoviale du petit doigt? La maladie débutant d'abord par le pouce, envahit, du jour au lendemain, l'éminence hypothénar et le petit doigt; elle suit la route opposée, quand elle a eu son point de départ dans l'auriculaire.

J'ai vu plusieurs exemples de ces affections, mais le fait qui m'a le plus frappé est le suivant :

Un malade entre à l'Hôtel-Dieu dans le service de M. Boyer; à son arrivée, je trouve tous les signes d'un panaris profond du pouce; le lendemain le petit doigt présentait les mêmes symptômes, et le gonflement avait envahi la paume de la main et le poignet. On fut obligé de faire deux ouvertures; l'une au voisinage de l'artère radiale, l'autre à côté de l'artère cubitale. Le malade sortit de l'hôpital en conservant une roideur limitée au pouce et au petit doigt. Ce qui tendait à prouver que l'inflammation avait respecté la synoviale médiane, c'est que la paume de la main proprement dite est restée sans gonflement dans toute sa partie située au-dessous du ligament annulaire.

Si le petit doigt est malade et que sa synoviale communique avec la grande synoviale commune de la paume de la main, l'inflammation envahit très vite la paume de la main, mais elle laisse intacts les doigts indicateur, médius et annulaire. Nous reviendrons ultérieurement sur les symptômes qui accompagnent ces diverses phlegmasies; pour le moment, occupons-nous du panaris proprement dit.

Au début, si l'inflammation a débuté d'emblée dans la coulisse fibro-séreuse d'un doigt, peu de rougeur, peu de changement de couleur à la peau. Le doigt est gonflé *uniformément*, il a pour ainsi dire la forme d'un fuseau, la phalange unguéale restant en quelque sorte en dehors de la phlegmasie. Le doigt est fléchi, recourbé comme un crochet; les mouvements sont très pénibles, quelquefois impossibles, ou provoquent, quand on les fait exécuter, les douleurs les plus violentes. La face dorsale des doigts est modérément gonflée et présente peu ou point de rougeur.

Les symptômes généraux les plus graves marquent le début de la maladie : fièvre intense, soif plus ou moins vive, inappétence, et quelquefois même symptômes d'étranglement. Tout le bras est engourdi si la phlegmasie s'est propagée à la paume de la main.

Quand l'inflammation a commencé par la face dorsale des doigts, en raison même du peu de résistance de la coulisse fibro-séreuse, elle peut envahir promptement la face dorsale de la main. Il n'y a point de gonflement alors à la face antérieure des doigts; la flexion est très douloureuse, et l'extension soulage les malades. Cette forme de panaris est rare, et elle succède ordinairement à une phlegmasie des coulisses fibro-synoviales antérieures.

Le panaris de la troisième espèce, succédant à un panaris sous-cutané, donne lieu à des symptômes variables suivant son origine. Dans certains cas, aux symptômes du panaris de la deuxième espèce viennent s'ajouter les symptômes du panaris profond. Le gonflement occupe toute la longueur du doigt ; les mouvements d'extension deviennent excessivement douloureux ; le doigt se recourbe en crochet ; les symptômes généraux s'aggravent, etc. Dans d'autres, avant la chute de l'eschare, on observe les symptômes que je viens de signaler brièvement, et à la chute de la partie mortifiée on aperçoit la gaîne fibreuse dénudée, entr'-ouverte, et quelquefois le tendon malade dont la couleur et l'aspect tranchent sur la couleur et l'aspect de la plaie.

Le panaris profond s'annonce donc par des signes assez bien accusés au début. En suivant sa marche régulière, il donne lieu à des symptômes qui méritent une description spéciale. Je ne parlerai plus, en ce moment, de la propagation de l'inflammation à la paume de la main, puisque ces accidents feront plus loin le sujet d'une description spéciale ; mais je prendrai pour type de la maladie qui nous occupe le panaris profond de l'indicateur, du médius ou de l'annulaire, la synoviale, propre à chacun de ces doigts, circonscrivant la phlegmasie, pour le plus grand nombre des cas, dans les doigts primitivement affectés.

Le pus se forme sous la coulisse ostéo-fibreuse, et sa formation exaspère les douleurs et les rend souvent intolérables. La suppuration une fois établie, le pus tend à se faire jour à l'extérieur, des abcès se développent dans le tissu cellulaire sous-cutané, et quand ces abcès sont ouverts il s'écoule d'abord du pus crémeux, bien lié, remplacé bientôt par du pus séreux, floconneux. A travers l'ouverture de ces foyers on aperçoit la coulisse fibreuse dénudée, éraillée, et à travers cette coulisse les tendons dépolis, rugueux, dénudés dans une étendue plus ou moins considérable. Ces tendons sont nécrosés, s'exfolient et se présentent sous forme de pelotons déchiquetés par places, avec leurs caractères propres qui les rendent bien reconnaissables par leur forme et leur couleur.

Cette nécrose a lieu dans une étendue variable : quelquefois elle occupe une ou deux phalanges ; d'autres fois elle s'étend et envahit la paume de la main. Ces phénomènes sont presque toujours constants quand l'inflammation a eu son point de départ au pouce ou au petit doigt.

Les mouvements de flexion, si le panaris siége sur les tendons fléchisseurs (et c'est le cas de beaucoup le plus fréquent), d'extension, s'il siége sur les tendons extenseurs, sont complétement abolis. Le doigt est tuméfié, mais la tuméfaction uniforme est surtout marquée sur les faces latérales.

Parmi les observations que j'ai recueillies, je choisis les deux suivantes. Je me bornerai à indiquer la première, à cause de l'origine du panaris, mais sans entrer dans aucun developpement; je donnerai la seconde avec quelques détails.

1° *Panaris de l'index, avec mortification des tendons, suite d'une morsure d'homme. Incisions, cataplasmes émollients, sortie des parties mortifiées des tendons Guérison avec roideur persistante.*

Salle Sainte-Catherine, n° 6, femme âgée de cinquante-huit ans, entrée à l'hôpital de la Charité, dans le service de M. Velpeau, le 24 novembre, sortie le 26 décembre 1853.

2° *Panaris de l'indicateur droit, tendons mortifiés, incision. Guérison avec roideur.*

Malade âgé de vingt-six ans, couché salle Sainte-Vierge, n° 26, à l'hôpital de la Charité, service de M. Velpeau. — Entré le 27 décembre 1851, sorti le 13 janvier 1852.

Cet homme s'est piqué l'extrémité de l'indicateur avec une forte alêne, il y a une quinzaine de jours. Son doigt n'a pas tardé à devenir le siége d'une violente inflammation, et un abcès volumineux s'est formé au-devant de la phalange moyenne de l'index, et s'est ouvert de lui-même. Le malade n'est entré que le troisième jour après cette ouverture du foyer purulent, alors qu'il était soulagé déjà; les bords de la plaie sont déjetés en dehors, et des portions de tendon exfolié font hernie au-devant d'eux. (Cataplasmes.)

7 janvier. — L'inflammation et la douleur ont cessé

dans le doigt; les portions de tendons nécrosés se sont d'elles-mêmes détachées, et une plaie de bon aspect et couverte de bourgeons charnus a pris la place de l'ulcère anfractueux qui existait d'abord.

10 janvier. — Emplâtre d'onguent de la mère; sortie le 13. Il existe une roideur extrême du doigt, qui reste étendu et est incapable de mouvements de flexion même très bornés. Il y a, en outre, une légère augmentation de volume qui disparaîtra peu à peu.

Avec un peu d'attention, on distinguera aisément ces pelotons grisâtres de tendons nécrosés, des lambeaux de tissu cellulaire mortifiés. Cependant j'ai vu un malade dans mon service, à l'hôpital Saint-Louis (pendant que je remplaçais M. Denonvilliers, 1858), dont le panaris avait donné lieu à une erreur de diagnostic. Ce malade m'avait été adressé pour subir l'amputation du doigt.

Au niveau de la seconde phalange du médius existe une plaie à bords grisâtres, déchiquetés, de l'étendue d'une pièce de cinquante centimes environ, et datant de trois semaines. Le malade avait eu un panaris cinq semaines auparavant; un foyer purulent s'était formé et avait été ouvert. C'est l'ouverture de ce foyer qui constituait la plaie dont je viens de parler. Au fond de cette plaie on trouvait un peloton d'un blanc grisâtre, filamenteux, adhérent profondément, et ressemblant assez bien à un morceau de tendon mortifié. Mais l'absence de gonflement sur la première phalange, la forme même de ce peloton à un examen attentif, et surtout la conservation des mouvements de flexion du doigt, me firent reconnaître la nature de ce lambeau grisâtre. Je pus l'enlever assez facilement à l'aide d'une traction un peu forte, et me convaincre que c'était un peloton de tissu cellulaire mortifié, que la coulisse fibreuse était saine, et que l'adhérence tenait simplement à quelques filaments celluleux implantés sur cette même gaîne fibreuse La plaie se ferma vite, et le malade sortit de l'hôpital une dizaine de jours après son entrée, parfaitement guéri, et conservant tous les mouvements du doigt.

Les os sont assez ordinairement nécrosés dans cette variété de panaris. L'inflammation qui a envahi la coulisse fibreuse, suit cette même coulisse, atteint le périoste, et nécrose la phalange par un mécanisme à peu près semblable à celui que nous avons décrit pour la phalange unguéale.

Mais il peut arriver, et il arrive dans bien des cas, que les tendons seuls sont mortifiés et que les phalanges sont respectées. Les deux observations que j'ai rapportées il y a un instant viennent à l'appui de ce que j'avance. Le tendon est mort, il est éliminé; mais le doigt reste dans toute sa longueur, avec ses phalanges intactes, mais en conservant une roideur indélébile.

Si l'os est malade primitivement, ce n'est plus, pour moi, un panaris proprement dit, c'est une ostéite, une nécrose, une carie, tenant le plus souvent à un état général mauvais, une constitution lymphatique, scrofuleuse, etc. Je rejette donc encore ici le panaris osseux, le panaris périostique tel que le comprenaient les auteurs qui l'ont décrit, et notamment Roux, dans l'article du Dictionnaire.

L'inflammation qui attaque la coulisse fibro-séreuse peut s'arrêter spontanément ou sous l'influence d'un traitement bien dirigé. Le gonflement diminue et disparaît, les symptômes généraux tombent, etc., mais si l'on n'y prend pas garde, même dans ces cas très rares et fort heureux, il reste une roideur des doigts permanente et une impossibilité pour ces organes d'accomplir leurs divers mouvements. D'autres fois l'inflammation peut s'arrêter, mais après avoir frappé de mort une partie du tendon dans l'étendue d'une seule phalange; et c'est surtout quand le panaris profond a succédé à un panaris sous-cutané, et notamment à un panaris gangréneux. Il semble que la phlegmasie sous-cutanée a d'abord préparé les parties profondes en déterminant la formation d'adhérences salutaires.

Le *diagnostic* n'est pas difficile quand le panaris débute d'emblée dans la coulisse fibro-synoviale. La forme du doigt, sa rétraction, la douleur dans les mouvements, les symptômes généraux, la propagation de la maladie à la paume de la main de tel ou tel côté, suivant que tel ou tel doigt est malade ; l'absence de rougeur vive et de gonflement à la face dorsale des doigts et de la main ; le gonflement uniforme et non renfermé entre les divers segments des doigts : tous ces signes suffisent pour caractériser l'inflammation des coulisses fibro-synoviales. Plus tard, quand le foyer est ouvert, que les tendons sont à nu, il sera aussi très simple, avec un peu d'attention, d'éviter toute erreur, et j'ai assez longuement insisté sur les signes qui appartiennent à ces lésions, pour me borner à les rappeler en peu de mots.

Si le panaris profond succède à un panaris sous-cutané, les symptômes locaux et généraux qui viennent s'ajouter aux symptômes observés les premiers jours rendent aussi le diagnostic très facile.

Le *pronostic* est beaucoup plus sérieux que pour les autres variétés de panaris.

L'inflammation a une longue durée si l'on ne parvient pas à l'enrayer à son début.

Elle est presque toujours fatalement suivie d'adhérences indélébiles plus ou moins étendues, et par conséquent suivie de difformités assez graves et qui compromettent pour toujours les fonctions des doigts.

Elle est souvent suivie de la nécrose d'une partie plus ou moins étendue du tendon et d'une ou plusieurs phalanges.

Elle se propage fréquemment à la paume de la main, et donne lieu à toute sorte d'accidents sur lesquels nous insisterons plus loin.

Elle est plus grave au pouce et au petit doigt, et sa gravité dépend surtout de la disposition des coulisses synoviales de la paume de la main.

La suppuration, ai-je dit, a une longue durée, et peut donner lieu à une foule d'accidents les plus variés. Je reviendrai sur ces accidents dans un chapitre spécialement consacré aux complications qui peuvent survenir pendant le cours ou à la suite d'un panaris ou d'un phlegmon de la main.

Le *traitement* est variable suivant la durée de l'inflammation : au début, au moment où du pus est déjà formé, ou quand le tendon et la phalange sont frappés de nécrose.

Au début, la première indication est de chercher à arrêter l'inflammation (antiphlogistiques, compression, frictions résolutives, purgatifs, etc.).

Si le sujet est fort, vigoureux, on aura recours à une saignée générale. Dans presque tous les cas, à moins qu'il y ait des contre-indications formelles (anémie, menstruation, etc., etc.), il faudra faire une ou plusieurs applications de sangsues, à la racine du doigt malade, au poignet, si l'inflammation s'est propagée de ce côté. Des onctions mercurielles, une compression bien faite, dont on surveillera attentivement les effets. Bains locaux et généraux; position élevée du membre. A l'intérieur, un purgatif deux ou trois fois répété, à plusieurs jours d'intervalle. S'il survient une rémission dans les symptômes, il faut alors et surtout insister sur ces divers moyens. On pourrait même songer à une cautérisation avec le fer rouge, ou avec l'eau bouillante, afin d'obtenir promptement les effets d'un vésicatoire dans un espace nettement limité.

C'est aussi dans cette variété de panaris qu'il faut employer les opiacés à l'intérieur, pour tâcher de calmer les souffrances parfois intolérables.

Mais si, au bout de deux ou trois jours au plus, la maladie continue à faire des progrès, c'est aux émollients qu'il faut avoir recours. Il serait imprudent d'insister davantage sur les résolutifs. On produirait chez les malades un affaiblissement inutile et partant dangereux. Cataplasmes émollients; bains locaux et généraux; limonade pour boisson.

Plus tard, quand du pus est déjà formé, il faut lui donner issue par une ouverture étroite et vider le foyer. Je recommande surtout d'éviter les larges incisions. Il se peut que l'inflammation se termine sans amener la nécrose des tendons, et il faut prendre garde de se priver de cette chance heureuse que la nature nous donne quelquefois. Mais si l'inflammation s'arrête et rétrograde, il ne faut pas oublier qu'il peut, qu'il doit s'établir des adhérences plus ou moins indélébiles.

Aussi quand les symptômes aigus auront perdu de leur intensité doit-on faire exécuter au doigt, mais avec une grande prudence, quelques mouvements, très bornés d'abord, de peur de réveiller l'inflammation. Quelques jours après, on ira plus hardiment, et l'on tâchera de détruire les adhérences qui se seraient déjà formées. J'aurai l'occasion de revenir sur ce sujet dans la seconde partie de mon travail.

Mais si les tendons sont mortifiés, si les phalanges sont frappées de nécrose, alors il faut porter franchement le bistouri dans le foyer du mal, pratiquer une large ouverture pour l'élimination des parties qui doivent être rejetés, et aider à cette élimination par des tractions plus ou moins fortes. Pendant toute la durée de ce ravail pathologique, on aura recours aux cataplasmes, aux bains locaux, et surtout, si la suppuration est abondante, s'il existe quelque complication, si le malade est affaibli, à un régime tonique, fortifiant.

Une question intéressante se présente dans ces cas : faut-il amputer la partie malade, faut-il l'abandonner à elle-même ? et, si l'amputation est recommandée, à quelle époque convient-il d'y avoir recours ?

Il est impossible de poser des règles absolues. J'ai vu un malade qui, à la suite d'un panaris profond, perdit les tendons fléchisseurs et extenseurs, les phalange et phalangine de l'indicateur. Son doigt est réduit à un petit moignon, avec lequel il peut ramasser une aiguille. Mais la maladie a duré plus d'un an.

On ne doit pas songer à une amputation, tant que la nécrose n'est pas bien limitée. Je ne parle ici, bien entendu, que du panaris, et je réserve la question d'amputation pour les cas dans lesquels la maladie s'est propagée à la main, à l'avant-bras. Pour le panaris, donc, attendre que la maladie soit bien limitée, et alors enlever les parties nécrosées et traiter la plaie comme une plaie simple, ou bien enlever le doigt malade.

Je pense, pour ma part, que toutes les fois que la phlegmasie est bien limitée, que la mortification du tendon et d'une ou de deux phalanges est complète, il vaut mieux pratiquer l'amputation (en se servant, comme le dit M. Velpeau, des lambeaux que l'on trouve dans le voisinage, sans trop se préoccuper des règles posées dans les auteurs classiques), qu'attendre l'élimination spontanée du tendon et de la phalange.

Si l'on ne pratique pas l'amputation, il reste un doigt dont les fonctions sont pour toujours abolies, et qui constitue le plus souvent un appendice difforme, et plus nuisible qu'utile. L'amputation d'un doigt à la suite d'accidents est sans doute dangereuse; mais, quand un travail pathologique a en quelque sorte préparé cette opération, les dangers sont beaucoup moins redoutables. J'ai pratiqué, aux mois d'octobre et de novembre 1858, deux amputations, à la suite de panaris profus ; je vais les rappeler en quelques mots : elles seront, en quelque sorte, le résumé de ce que je viens d'avancer.

1° Panaris profond de l'indicateur droit; désarticulation. Guérison.

Un jeune homme de vingt-cinq à vingt-six ans, un peu maigre et pâle, mais bien constitué, est entré à l'hôpital Saint-Louis dans le courant du mois d'octobre. Ce malade, à la suite d'une piqûre au doigt indicateur, avait vu se développer un panaris qui avait provoqué de violentes douleurs. Après avoir réclamé pendant quelques jours seulement les secours d'un médecin, et voyant que la maladie continuait à marcher, il s'était remis entre les mains d'*un marchand de vin fort connu*. Deux mois après il entrait à l'hôpital, et le doigt présentait les désordres suivants :

Les tendons fléchisseurs de l'indicateur ont disparu ; il n'en reste qu'un morceau un peu au-dessous de l'articulation métacarpo-phalangienne. La seconde et la première phalange sont dénudées, et au-devant, sur toute la longueur du doigt, on voit une large plaie bourgeonnante, d'où s'écoule une assez abondante suppuration. Le reste de la main est en bon état; on trouve seulement, au niveau des deux doigts indicateur et médius, un petit foyer purulent, sous-cutané, ayant à peine un centimètre d'étendue. La peau et les tissus sous-jacents sont sains au niveau de l'articulation, et sur la partie supérieure du doigt, dans une étendue de 2 centimètres environ.

Ce doigt est perdu, il ne pourra plus accomplir ses mouvements de flexion; la maladie est nettement limitée. Je propose au malade de lui pratiquer une opération, qui est acceptée avec empressement.

Désarticulation métacarpo-phalangienne par la méthode ovalaire. L'opération ne présente rien de particulier, seulement j'incise le foyer purulent situé à la paume de la main. Ce foyer s'est promptement détergé et cicatrisé; les suites de l'opération ont été très simples : le malade a pu quitter l'hôpital huit jours après l'opération; la cicatrisation était complète au bout de six semaines.

2° *Panaris profond du médius droit; désarticulation métacarpo-phalangienne. Guérison.*

Un homme d'une quarantaine d'années est entré à l'hôpital Saint-Louis à la fin du mois de novembre. Il avait depuis plus de deux mois un panaris occupant le médius. A son entrée dans mon service, voici quel est l'état du doigt malade.

Le doigt est tuméfié, et le gonflement existe dans

toute sa longueur. La face dorsale de la main est rouge, tuméfiée, un peu œdémateuse. Rien à la face palmaire. Sur la face antérieure du médius existe une plaie longitudinale occupant tout le doigt et allant jusqu'à l'articulation métacarpo-phalangienne; ses bords sont écartés, et le doigt est notablement élargi, aplati. Les phalanges ne sont pas dénudées, mais les tendons fléchisseurs sont détruits, nécrosés et éliminés presque en totalité.

Il reste un bout de tendon vers l'articulation métacarpo-phalangienne, et un autre bout adhérent à la phalange unguéale. Point de fièvre, point de symptômes généraux.

Je propose à ce malade de lui extirper le doigt malade, dont les fonctions sont pour toujours abolies; l'opération est acceptée. A cause de la forme de la plaie, de son siége, je taille deux lambeaux latéraux, empruntés surtout aux deux faces latérales et à la face postérieure du doigt, l'incision médiane postérieure ne se prolongeant pas jusqu'au niveau de l'articulation.

Huit jours après, le malade fut pris d'une angioleucite qui fut traitée à l'aide d'un purgatif, de bains locaux et généraux, d'onctions mercurielles et de cataplasmes; elle cède promptement, et la guérison était complète dans le courant du mois de janvier.

Ces deux faits peuvent et doivent être rapprochés l'un de l'autre : dans le premier cas, les phalanges étaient nécrosées; dans le second, les tendons seuls étaient détruits. Dans le premier, je pus procéder à l'opération classique, ovalaire ; dans le second, je dus tailler les lambeaux dans les points respectés par les foyers purulents. Dans l'une et l'autre observation, les symptômes inflammatoires aigus avaient disparu, et l'opération a été pratiquée pour hâter la guérison, et remédier à une difformité indélébile et gênante.

Le panaris est ordinairement une maladie locale, développée sous l'influence d'une cause locale accidentelle. Cependant on l'a vu quelquefois (surtout le panaris sous-épidermique, érysipélateux) régner épidémiquement, ou bien envahir successivement tous les doigts de la main. Il a souvent alors pour cause principale un état général mauvais, une mauvaise alimentation, un tempérament scrofuleux, etc. Dans ces circonstances il n'est pas rare d'observer, dans la tourniole, une gravité inaccoutumée; il n'est pas rare de voir se développer ces fongus de la matrice unguéale, sur lesquels j'ai déjà insisté. Ces tournioles sont loin, dans ce cas, de constituer une affection toujours bénigne, surtout quand elles surviennent chez des sujets qui se servent en travaillant de liquides irritants.

C'est en se plaçant à ce point de vue, que M. le docteur Ancelon (de Dieuze) a pu dire, et avec raison, que la tourniole est parfois une maladie sérieuse, et qui mérite d'appeler l'attention des chirurgiens (1).

Enfin, pour terminer la première partie de mon travail, j'emprunterai le résumé clinique que M. Vel-

(1) *Gazette des hôpitaux*, 1858, n° 139.

peau a fait passer sous les yeux de ses élèves en terminant l'année 1858 (1).

Sur un nombre considérable de panaris observés dans l'espace de douze années, M. Velpeau a pu établir les chiffres suivants, que je copie textuellement :

274 panaris, dont 183 pour les hommes, 89 pour les femmes. Ce qui donne pour résultat, contrairement à ce qu'on pouvait supposer (à cause des piqûres nombreuses auxquelles les femmes sont exposées), ce fait qu'il est permis de généraliser : Les panaris sont plus fréquents chez l'homme que chez la femme, dans la proportion d'un tiers en plus pour les hommes.

Les idées de panaris et de piqûres sont tellement associées dans l'esprit, que l'on est étonné sans doute d'une pareille disposition, puisque les piqûres atteignent plus souvent les doigts de la femme que ceux de l'homme.

Mais le panaris anthracoïde, par exemple, n'a pas besoin de traumatisme pour se développer ; donc il appartient aux deux sexes. D'ailleurs les professions spéciales aux hommes les mettent bien souvent dans la nécessité de manier les instruments piquants ; ce sont : les aiguilles des tailleurs, les alênes des cordonniers, les instruments piquants du coutelier, le crin pour les brossiers, etc.

M. Velpeau a recherché ensuite la fréquence relative du panaris au point de vue du siége.

(1) *Ibid.*, n° 123.

A la main droite, il constate 120 cas; à la main gauche, on en trouve 82.

Règle générale, les panaris sont plus fréquents de moitié à la main droite qu'à la main gauche.

Ici la première pensée qui se présente à l'esprit se trouve confirmée par les chiffres : à la main la plus active, la plus grande part de blessures et des panaris qu'elles entraînent.

Quant à la fréquence relative de cette affection, voici les chiffres que M. Velpeau a pu établir :

1° C'est le pouce qui a été le plus souvent atteint; il compte 85 cas.

2° L'index vient ensuite, 81 cas.

3° Le médius, 58 cas.

4° L'annulaire, 36 cas.

5° L'auriculaire, 8 cas.

Conclusion. — Le pouce et l'index sont atteints de panaris dans des proportions à peu près égales; puis la fréquence des panaris diminue dans l'ordre numérique des doigts.

Chaque espèce a sa gravité, ses symptômes, sa thérapeutique bien distincts, ainsi que je me suis efforcé de le montrer dans le cours de ce mémoire.

DEUXIÈME PARTIE.

DES INFLAMMATIONS DE LA PAUME DE LA MAIN.

L'étude du panaris me rendra facile et simple la seconde partie de ce travail. Nous y trouverons les mêmes divisions, et pour chacune des variétés de ces inflammations, une marche, un pronostic et un traitement semblables, sous bien des rapports, à la marche, au pronostic et au traitement des diverses formes de panaris. On devait le prévoir, du reste, en comparant la disposition anatomique des parties qui entrent dans la composition des doigts et de la paume de la main.

Les auteurs ne se sont pas occupés d'une façon spéciale des inflammations de la paume de la main : on retrouve, dans leurs ouvrages, un chapitre consacré à la description du panaris, mais ils ont négligé les inflammations qui vont nous occuper. Et cependant leur étude me paraît tout aussi importante, tout aussi intéressante que celle du panaris.

L'inflammation, en effet, subit, dans sa symptomatologie et dans sa marche, des modifications toujours en rapport avec la disposition anatomique des parties qu'elle envahit. M. Velpeau, depuis longtemps, dans ses leçons cliniques et dans ses ouvrages, insiste et revient souvent sur l'importance de l'étude de l'inflammation, à ce point de vue, et il y aurait, sans contredit, un beau chapitre à écrire sur l'inflammation considérée dans ses rapports avec la topographie des parties dans lesquelles elle se développe. C'est dans ces leçons que j'ai puisé l'idée de ce travail, et la plus grande partie des matériaux que j'ai rassemblés et mis en usage.

On peut établir, pour les diverses inflammations de la paume de la main, trois variétés principales :

1° *Inflammation superficielle;*
2° *Inflammation sous-cutanée;*
3° *Inflammation profonde.*

Je terminerai par un court chapitre consacré aux *complications du panaris et du phlegmon de la main.*

1° Première variété. — *Inflammation superficielle.*—Comme aux doigts, l'inflammation superficielle se présente à la main sous trois formes principales : *érythémateuse*, *phlycténoïde*, *anthracoïde*. De ces trois sous-variétés, la seconde (phlycténoïde) affecte principalement la face palmaire ; les deux autres, au contraire (érythémateuse, anthracoïde), sont plus fréquentes sur la face dorsale de la main.

A. — L'inflammation superficielle *érythémateuse* est le plus ordinairement la conséquence, la suite du panaris superficiel ; cependant il ne faut point penser qu'elle ne s'établise jamais d'emblée à la main. Elle est quelquefois simple, mais souvent elle accompagne les autres variétés de phlegmasie, dont nous parlerons plus loin. Elle se montre, se développe et marche très vite ; rien ne l'arrête, et elle passe rapidement à l'avant-bras, au bras, aux ganglions axillaires et épitrochléens. Ici elle a tous les caractères de l'érysipèle, là elle revêt plutôt la forme de l'angioleucite ; tantôt elle s'arrête et disparaît promptement ; tantôt elle dure plus longtemps, gagne en profondeur, et devient l'origine d'un phlegmon sous-cutané.

Cependant, malgré ce cortége de signes, si divers en apparence, il est possible d'en faire une description exacte et complète.

Rougeur plus ou moins vive, sans gonflement des parties profondes, sous forme de plaques ou de traînées, rappelant les plaques de l'érythème, de l'érysipèle, de l'angioleucite. Peu de douleur à la pression ; chaleur plus ou moins marquée. Quand cette inflammation siége à la paume de la main, il y a à peine, en général, de gonflement ; si elle envahit la face dorsale, à cause de la finesse de la peau, de l'abondance et de la laxité du tissu cellulaire sous-cutané, la tuméfaction est assez prononcée, mais les intervalles interdigitaux sont intacts. Les symptômes généraux sont plus ou moins graves, suivant que l'inflammation est restée bornée à la main ou a gagné l'avant-bras et les ganglions lymphatiques ; quelquefois on a remarqué à peine un petit frisson, un léger embarras des voies digestives; dans d'autres circonstances, surtout s'il s'agit d'une angioleucite ou d'un érysipèle, il y a de la fièvre plus ou moins intense, etc.

Cette inflammation s'éteint sur place dans l'espace de deux à quatre jours, si elle n'a point envahi le tissu cellulaire sous-cutané ou l'avant-bras et les ganglions; elle disparaît même parfois dans l'espace de vingt-quatre à trente-six heures; souvent l'épiderme tombe; parfois même il est soulevé par de la sérosité, il se forme des *phlyctènes*, et il se passe alors les phénomènes que nous avons indiqués en parlant du panaris. Si cette inflammation persiste à la même place au delà de trois à cinq jours, on peut affirmer qu'elle ne s'est pas bornée à la peau, mais qu'elle a envahi le tissu cellulaire sous-cutané.

L'absence de gonflement des parties profondes, de douleur dans les mouvements et à la pression, ne peut pas faire confondre cette rougeur avec la rougeur qui accompagne les inflammations sous-cutanées.

Elle offre pourtant, dans certains cas, quelques caractères de l'inflammation diffuse. Mais avec un peu d'attention, et en songeant à la gravité des symptômes qui accompagnent le phlegmon diffus, on sera peu arrêté dans le diagnostic.

Quelques bains locaux et généraux, des onctions mercurielles, des cataplasmes émollients, un purgatif, triomphent vite de cette inflammation superficielle, si elle est limitée à la main. Dans le cas contraire, son étude rentre dans celle de l'érysipèle et de l'angioleucite.

B. — Si cette inflammation détermine une exhalation de sérosité et la formation de vésicules, elle est alors *phlycténoïde*. Je me bornerais à cette indication pure et simple, et à renvoyer aux considérations que j'ai établies en traitant du panaris, si ces phlyctènes de la paume de la main n'étaient souvent le point de départ des inflammations sous-cutanées.

Ces phlyctènes se développent surtout chez les personnes peu habituées aux travaux manuels pénibles, chez les canotiers de fantaisie, par exemple. Chez les ouvriers qui manient souvent des corps durs, des instruments, des pioches, etc., ces travaux ne provoquent point ces exhalations séreuses et la formation de vésicules ; mais l'épiderme se durcit et donne lieu au développement de callosités, de *durillons*. Le durillon protége en quelque sorte la peau contre les violences extérieures, mais il peut aussi devenir le point de départ d'une inflammation sous-cutanée, et par un mécanisme que nous étudierons plus loin. La phlyctène est le premier degré de l'inflammation : elle ne tarderait pas à envahir toute l'épaisseur du derme, si l'on n'y prenait pas garde.

Les symptômes de l'inflammation phlycténoïde sont nettement accusés : une vésicule remplie de sérosité, et quelquefois, autour de cette vésicule, un cercle rouge inflammatoire très limité ; parfois un peu de fatigue de la main, et un prurit incommode. Les phénomènes consécutifs, déjà suffisamment indiqués pour le panaris, ne présentent rien de particulier dans cette région. Mais s'il survenait de la rougeur, une inflammation superficielle étalée à la paume et au dos de la main, le diagnostic pourrait offrir quelque difficulté. J'indiquerai plus loin les moyens d'éviter toute erreur, en décrivant les abcès sous-cutanés.

Quant au traitement, je renvoie encore ici le lecteur à ce que j'ai dit en parlant du panaris phlycténoïde.

Cette variété d'inflammation est surtout fréquente à la face palmaire ; on l'a rencontrée pourtant, dans certains cas, à la face dorsale de la main. Dans ces cas, la cause de cette phlyctène est souvent assez obscure ; elle avait pour origine une piqûre d'insecte, dans l'observation suivante.

Phlyctène sur le dos de la main, plaque érysipélateuse ; ouverture de la phlyctène, cataplasmes. Guérison rapide.

Jeune fille de dix-huit ans, couchée salle Sainte-Catherine, n° 6. Entrée le 23 août 1852, à l'hôpital de la Charité; sortie le 29.

Cette jeune fille, forte, d'une bonne santé habituelle, ne sait trop à quelle cause attribuer son mal : elle dit en effet ne s'être ni coupée ni piquée; toutefois, au dos de la main, l'inflammation est assez marquée, et c'est par là qu'elle a débuté. Il existe, en ce point, une phlyctène qui est le siége de démangeaisons assez vives : cette vésicule paraît, à la malade, être le résultat d'une piqûre d'insecte. Toujours est-il que l'inflammation ne s'est étendue aux doigts et au poignet que consécutivement à l'apparition de la phlyctène. Elle a gagné une partie de l'avant-bras, mais elle est peu vive : gonflement, douleur et rougeur peu intenses; les doigts laissent une impression passagère sur la peau; la tension est peu considérable; pas de trace d'empâtement profond; l'inflammation paraît superficielle. La phlyctène est percée, il en sort un peu de pus mêlé de sang. Des cataplasmes amènent la résolution rapide de ce gonflement; il n'y a déjà plus de rougeur après deux jours de repos et de traitement. Il n'y a pas eu la moindre réaction fébrile. La jeune malade sort guérie, le 29 août.

Quand ces phlyctènes sont nombreuses, qu'elles occupent surtout le dos de la main, il ne faut pas les confondre avec les vésicules qui se présentent dans le zona. On évitera facilement cette erreur en songeant aux signes caractéristiques du zona: la douleur aiguë qu'il provoque, portée assez loin pour déterminer l'insomnie; le rapprochement des vésicules, leur origine, leur apparition dans d'autres parties du membre malade, leurs petites dimensions, etc., etc.

C. — L'inflammation *anthracoïde* donne lieu aux mêmes considérations et aux mêmes divisions que pour le panaris. C'est sur le dos de la main, où existent des follicules pileux, qu'on l'observe ordinairement; quelquefois pourtant l'inflammation ayant envahi la couche profonde du derme, on rencontre cette variété à la paume de la main. Il n'est pas très rare de trouver plusieurs points enflammés et qui ont revêtu tous les caractères de cette inflammation anthracoïde. L'exemple suivant fera mieux comprendre ma pensée.

Un malade que j'ai rencontré dans le service de M. Velpeau était atteint d'une inflammation de la paume de la main. On voyait, cinq à six jours après le début de la maladie, une rougeur violacée occupant la région thénarienne et la face antérieure du poignet, plus prononcée en trois points : l'un au niveau de la partie la plus saillante de l'éminence thénar ; un au-dessus du pli qui limite en haut la face palmaire de la main ; le troisième, plus petit, intermédiaire. Au niveau de ces points une tuméfaction criblée de petits trous. Le gonflement était surtout marqué au niveau de ces trois élevures. La rougeur, partant de ces mêmes points, allait en diminuant à mesure qu'elle s'éloignait du point de départ. Quelques jours plus tard, ces petits trous s'étaient réunis, et il restait une ulcération dans le fond de laquelle on apercevait un bourbillon. — Cataplasmes, onguent de la mère, etc. Guérison rapide.

Cette inflammation détermine une rougeur diffuse qui s'étend plus ou moins loin ; parfois elle envahit les ganglions voisins ; mais la partie présentement malade forme un bourrelet, un relief bien limité, douloureux au toucher, et la pression n'est pénible que dans un espace fort restreint.

Cette inflammation anthracoïde, par une heureuse disposition, a peu de tendance, quand elle est bien soignée, à se propager aux parties environnantes. Quand elle s'étale dans le tissu cellulaire, le gonflement augmente, la pression dans les parties environnantes est douloureuse, et l'on voit alors survenir les phénomènes de l'inflammation sous-cutanée.

Le pronostic n'est pas grave, et si la maladie reste bien limitée, elle disparaît sans laisser de traces durables de son passage. Seulement elle a une durée un peu plus longue que l'inflammation sous-épidermique pure et simple.

Le diagnostic est assez facile, et s'établit d'après les signes caractéristiques que je viens d'esquisser. Il ne serait guère permis de confondre cette inflammation qu'avec l'inflammation sous-cutanée ; le *bourrelet anthracoïde* qu'avec un *abcès en bouton de chemise*. Nous insisterons dans un instant sur cette variété d'abcès ; mais on peut dire tout de suite que le diagnostic n'est pas longtemps embarrassant. Il n'y a point de phlyctène, point de soulèvement de l'épiderme : c'est une masse unique indurée à sa base et pointillée à son sommet ; la rougeur a une teinte plus sombre, plus violacée ; la fluctuation n'existe pas ; le derme ne présente point de trou déchiqueté par lequel suinte du pus bien lié. C'est un *bourbillon*, et quand le bourbillon est sorti, il reste une cavité qui a tout au plus quelques millimètres de profondeur et contenant à peine quelques parcelles de pus.

Le traitement renferme plusieurs indications.

Si l'on observe de la rougeur diffuse, quelques accidents qui montrent la tendance de l'inflammation anthracoïde à se propager au loin : une application de sangsues soit sur les ganglions (épitrochléens ou axillaires), soit au poignet ; la position un peu élevée de la main; les onctions mercurielles, les cataplasmes émollients, les bains locaux et généraux, les laxatifs, etc.

Faut-il avoir recours aux incisions, si la maladie est limitée et si elle n'a pas donné lieu à une inflammation sous-cutanée? Pour ma part, je n'hésite pas, pour favoriser la sortie du ou des bourbillons, à inciser le foyer du mal, la base de l'*anthrax*. J'obtiens ainsi un écoulement sanguin local salutaire, et je vois la guérison survenir quelques jours plus tôt. Mais, *dans cette variété d'inflammation*, si l'incision répugne aux malades, s'ils reculent à l'idée de recevoir un coup de bistouri, on peut insister sur les moyens indiqués plus haut, attendre l'élimination spontanée du bourbillon, favoriser son élimination à l'aide de douces tractions, et panser ensuite la plaie avec un emplâtre d'onguent de la mère. Si l'épiderme est soulevé, décollé, il faut l'exciser, et cette excision n'est nullement douloureuse.

Cette dernière proposition peut sembler, au premier abord, en contradiction avec ce qui a été dit plus haut. On provoque en effet une sensation pénible de cuisson, de brûlure, quand on ouvre une phlyctène; mais ici l'épiderme est soulevé, décollé (comme on peut le voir dans l'observation suivante, qui résume bien les diverses phases du *phlegmon anthracoïde*), et ce décollement n'a pas été produit par le pus venant des couches celluleuses sous-cutanées, ni par le mécanisme déjà étudié, en parlant de l'inflammation sous-épidermique *phlycténoïde*, mais par les cataplasmes, par simple macération.

Abcès anthracoïde de la paume de la main, ouverture spontanée, orifices multiples. Cataplasmes. Guérison rapide.

Malade âgé de cinquante-cinq ans, maçon, entré à l'hôpital de la Charité (service de M. Velpeau), salle Sainte-Vierge, n° 20, le 11 octobre, sorti le 6 novembre 1853.

Le 12 octobre. — Comme antécédents, cet homme ne présente rien d'important à noter. Son état général est satisfaisant.

Il entre à l'hôpital pour une affection de la paume de la main. Il fait remonter l'origine de son mal à une quinzaine de jours, et comme cause déterminante, il assigne les pressions nombreuses ainsi que les contusions auxquelles son métier de maçon expose sans cesse ses mains.

Au moment où le malade défait son pansement, le premier fait qui frappe c'est un vaste décollement de tout l'épiderme de la face palmaire de la main gauche, sous forme d'une large plaque percée à son centre et laissant s'échapper par cet orifice une quantité notable de pus. Cet épiderme est immédiatement arraché, et au-dessous on trouve une surface rosée, peu douloureuse, et percée vers la partie centrale de la main de trois ou quatre petits pertuis à l'orifice desquels apparaît un petit bourbillon de pus blanc, jaunâtre, mélangé de petits filaments blanchâtres et contrastant avec la coloration rosée des parties ambiantes. En pressant sur la paume de la main, on fait saillir par ces petits

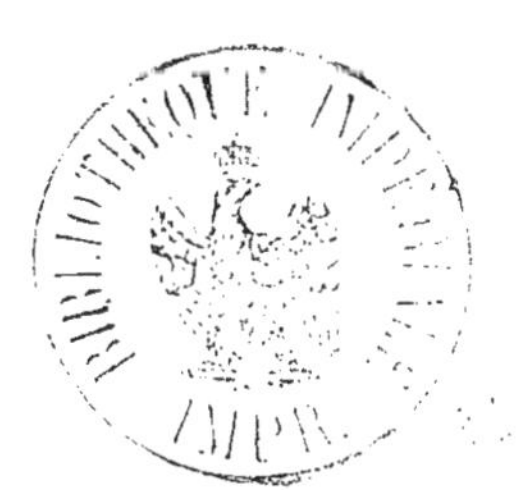

orifices une quantité notable de ce même liquide en tout analogue et pour la matière qui s'échappe et pour l'aspect des orifices avec celui qui sort des orifices spontanés d'un anthrax.

Il n'y a aucùn gonflement bien notable de lá paume de la main. Les doigts sont seuls étendus, et la flexion en est difficile. Rien du côté du bras. Mais le malade se hâte de nous apprendre que c'est là la deuxième phase de son mal, et qu'il a éprouvé des symptômes plus graves : fièvre, gonflement de la main, douleurs vives, etc., avant son entrée à l'hôpital. (Cataplasmes.)

25 octobre. — Le même état persiste pendant une dizaine de jours, sans qu'il se passe rien de particulier. Toutefois, aujourd'hui, les petits orifices ne donnent plus issue qu'à une quantité fort peu notable de liquide qui, lui-même, se présente avec des caractères spéciaux. De pultacé, épais, filamenteux qu'il était au principe, il est devenu aqueux, lactescent, analogue à du mucus que la pression fait sortir en petite quantité. (Pansement simple.)

30 octobre. — Le liquide qui s'écoule a persisté avec ses caractères, en présentant toutefois une tendance à devenir de plus en plus limpide; il était visqueux, filant, peu à peu la secrétion s'est entièrement tarie ; aujourd'hui les petits orifices sont remplacés par quatre petits bourgeons rouges, rosés, peu saillants. La sécrétion est nulle. On recommande au malade d'imprimer des mouvements aux doigts.

6 novembre. — Aujourd'hui les petits orifices se sont recouverts d'une pellicule épidermique qui ne se

présente pas pour tous au même degré : mince dans un point, transparente et laissant encore apercevoir par sa diaphanéité la couleur livide des tissus sous-jacents, elle présente déjà une certaine résistance dans les autres points. La roideur des doigts persiste seule, mais elle est due à l'immobilité prolongée à laquelle ils ont été soumis et disparaîtra en quelques jours. — Le malade quitte donc l'hôpital presque complétement guéri.

Il a été revu à la consultation, et il ne reste, pour les mouvements de la main, aucune trace de la maladie qui l'a amené dans nos salles.

2° Deuxième variété. — *Inflammation sous-cutanée.* — Cette variété d'inflammation est très fréquente : on l'observe surtout chez les ouvriers qui se livrent à des travaux manuels pénibles, chez des hommes de peine, les maçons, les casseurs de pierres, les laboureurs, etc.

Elle a presque toujours pour point de départ une inflammation du derme autour d'un *durillon :* c'est, dans le langage vulgaire, un *durillon forcé.*

Le mécanisme par lequel elle débute et s'établit est facile à comprendre et curieux à étudier. Le frottement continuel des instruments de travail (pioches, marteaux, etc.) détermine l'épaississement des couches épidermiques des doigts et surtout de la paume de la main. Dans les points les plus exposés à ces frottements, il se forme des productions comme cornées, et auxquelles on applique le nom de *durillons.* Ces durillons sont, pour ainsi dire, des corps étrangers, enchâssés au centre de l'épiderme et du derme durci, épaissi par le travail; ils occupent souvent toute l'épaisseur de la peau. Ces durillons, à la plante des pieds, sont l'origine du *mal perforant;* aux orteils, ils sont le point de départ de toutes les variétés de cors.

Le frottement, la pression des instruments durs et résistants peuvent amener le froissement des parties environnantes, du derme et du tissu cellulaire sous-cutané, et leur inflammation. Il se forme alors sur les couches superficielles du derme une exhalation de sérosité, et partant une phlyctène, ou bien une congestion du derme et du tissu cellulaire sous-jacent. Si l'ouvrier interrompt son travail, cette bouffée inflammatoire disparaît assez vite dans l'espace de vingt-quatre ou trente-six heures, et sous l'influence de moyens les plus simples, la position, les frictions avec l'onguent mercuriel et les cataplasmes. Mais, le plus ordinairement, il continue son travail, et la phlegmasie se développe. Elle revêt alors divers caractères. Quelquefois elle donne lieu à des inflammations anthracoïdes dont nous avons parlé précédemment; mais, le plus ordinairement, elle détermine l'inflammation du tissu cellulaire sous-cutané, et alors se déroule le tableau des symptômes que nous allons bientôt passer en revue.

Cette inflammation sous-cutanée peut succéder à une inflammation superficielle, et surtout à l'inflammation phlycténoïde. Ces accidents s'observent chez les personnes qui ne sont pas habituées à manier des corps durs, et qui ont négligé les premiers symptômes de phlegmasie. Cette inflammation peut aussi avoir pour point de départ une piqûre, une écorchure, une contusion de la paume de la main. Rarement elle débute d'une manière spontanée sans qu'on puisse reconnaître son origine. Elle succède quelquefois à un panaris qui s'est propagé au tissu cellulaire de cette région. Elle commence rarement par le dos de la main, elle y arrive presque toujours par continuité de tissu. Quand elle occupe d'emblée la face dorsale de la main, elle a assez fréquemment une origine particulière, et revêt des caractères spéciaux. Ici elle présente les symptômes du phlegmon diffus ; là c'est une maladie virulente, une pustule maligne, qui s'observe bien plus souvent à cette région que sur les autres parties du corps, si l'on en excepte les paupières, mais qui ne doit pas nous arrêter dans cette étude spécialement consacrée aux phlegmasies de la main.

L'inflammation une fois développée offre des caractères et une marche bien déterminée. Nous la suivrons à ses diverses périodes, à son début, dans son extension et dans sa terminaison par suppuration.

A son début, elle est caractérisée par une douleur lancinante, occupant un point fixe, et s'irradiant dans la paume de la main, et même dans l'avant-bras et le bras; cette douleur augmente à la pression au niveau du point enflammé. En même temps paraît une rougeur, plus ou moins vive, quelquefois très bien limitée, d'autres fois occupant presque toute la paume de la main.

Si la maladie a son point de départ à la face dorsale, la rougeur occupe vite toute cette région, et il existe un empâtement vague, mal limité, qui s'étend sur la face postérieure de l'avant-bras et des premières phalanges. Le gonflement est au contraire souvent bien limité à la face palmaire. Les mouvements des doigts sont libres et peu douloureux; l'extension, en déterminant une traction sur le point enflammé, est pénible quand la maladie occupe surtout la paume de la main. Une fièvre, quelquefois assez intense, de l'inappétence, de la soif, de la courbature, tels sont les signes généraux qui accompagnent cette inflammation à son début.

Si la cause continue à agir, si l'on ne soigne pas ces premiers accidents, la phlegmasie marche et se développe, et nous arrivons à *la seconde période* du phlegmon de la main. Nous nous occuperons surtout de la face palmaire de la main : l'inflammation de la face dorsale accompagne toujours l'inflammation de la paume de la main, et elle sera décrite tout naturellement en parlant de celle-ci.

L'inflammation sous-cutanée, en se propageant aux parties voisines, envahit nécessairement les tissus qui sont les plus perméables et qui offrent le moins de résistance. Les brides cutanées, que j'ai décrites avec soin en commençant ce travail, jouent ici un grand rôle, de même que les brides cutanées des doigts pour le panaris. Ces brides arrêtent l'inflammation, et l'arrêtent même assez longtemps ; il est très rare que la phlegmasie franchisse cette barrière que la nature lui oppose, et la maladie se termine presque toujours sans que les parties protégées par ces adhérences de la peau à l'aponévrose aient subi son atteinte. La paume de la main est donc, qu'on me passe cette expression, *partagée en départements* pour l'inflammation.

Celle-ci reste confinée dans ses limites et n'envahit pas les départements voisins. — A-t-elle pour point de départ la région thénarienne? la grande branche de l'M garantit le reste de la paume de la main. — A-t-elle son origine au niveau des articulations métacarpo-phalangiennes des trois derniers doigts? la branche digitale de l'M oppose une digue à son extension; et ainsi de suite pour les autres divisions que j'ai établies dans la paume de la main.

L'inflammation ne reste pas limitée au point où elle a pris naissance ; mais, arrêtée par ces brides fibro-celluleuses, elle se propage dans le tissu cellulaire voisin, qui ne lui offre aucun obstacle. Elle gagne les espaces interdigitaux, surtout le tissu cellulaire du dos de la main. Dans cette région, elle est à son aise, et s'y étale avec une grande rapidité. Les phénomènes auxquels elle donne lieu viennent confirmer la théorie de physiologie pathologique qui vient d'être esquissée à grands traits.

A cette seconde période de la maladie, les symptômes sont les suivants : La face dorsale de la main est gonflée, tuméfiée d'une manière *presque* uniforme. Les espaces interdigitaux, correspondant au point de départ de l'inflammation, sont élargis, gonflés; les doigts sont écartés. La rougeur est très prononcée, vive, parfois violacée. La pression n'est pas très douloureuse, et presque toujours elle conserve l'empreinte des doigts. Le gonflement, la rougeur montent jusqu'au poignet, et descendent souvent jusqu'au niveau des articulations phalango-phalanginiennes.

Mais ces divers phénomènes ont des caractères particuliers, et l'on peut, dans la plupart des circonstances, arriver à diagnostiquer le siége précis de la maladie, rien qu'en observant attentivement les symptômes observés sur le dos de la main.

La rougeur, le gonflement sont surtout très marqués du côté qui a été primitivement envahi. Si le gonflement et la rougeur sont plus prononcés au niveau du premier espace interdigital, s'ils ont envahi le pouce jusqu'au niveau de l'articulation des deux phalanges qui le composent, c'est sur l'éminence thénar que l'inflammation a pris son origine. — Ces mêmes symptômes sont-ils plus marqués vers le bord cubital de la main, du côté de l'articulation du cinquième métacarpien avec l'os crochu; ou bien du côté des deux derniers espaces interdigitaux, et de la face dorsale des trois derniers doigts; ou bien entre le médius et l'indicateur, et sur le dos de ces deux doigts? Dans le premier cas, c'est dans le grand évasement de l'M; dans le troisième, c'est dans son évasement supérieur; dans le second, c'est au-dessous de la ligne digitale de l'M, que l'inflammation a commencé. J'ai répété ces observations un grand nombre de fois, et *toujours* elles m'ont donné le même résultat.

Jusqu'à présent nous n'avons vu la maladie que sur le dos de la main; du côté de la face palmaire, les symptômes sont encore très nettement accusés. Comme dans la première période, le gonflement est bien limité, bien circonscrit; il occupe un *département* de la paume de la main, et laisse intacts les départements voisins ; arrêté par le pli métacarpo-phalangien de la face palmaire des doigts, il n'envahit pas tout d'abord ces organes. Cependant, au bout de quelques jours, on peut observer un gonflement au niveau des premières phalanges des doigts voisins de la maladie : mais l'inflammation n'a pas franchi directement la bride qui l'a arrêtée; après avoir occupé le tissu cellulaire de l'espace interdigital, elle est revenue sur la face antérieure des doigts, en suivant le tissu cellulaire de leurs faces latérales.

La rougeur est très fréquemment bien limitée ; mais elle peut envahir parfois toute la paume de la main, surtout quand l'inflammation sous-cutanée a succédé à une inflammation superficielle. — La douleur est lancinante, pulsatile, et elle s'exaspère à la pression ; mais il faut que la pression soit exercée sur le point de départ de la maladie ; les régions voisines sont peu sensibles. — Les mouvements des doigts sont pénibles, mais ils peuvent être effectués, et surtout ils sont peu douloureux quand on étend et fléchit alternativement et doucement ces organes. Les signes généraux sont les mêmes que ceux qui ont déjà été signalés, mais ils ont un caractère de gravité plus nettement prononcé : les symptômes gastriques sont plus intenses. Il y a de l'insomnie, même du délire, et parfois des vomissements, etc.

Si la maladie n'est pas arrêtée dans son développement, si l'inflammation continue à marcher, la suppuration va bientôt s'établir, et alors commence *la troisième période*.

Le pus se forme, les symptômes généraux vont encore en augmentant d'intensité ; le gonflement est plus considérable, les signes locaux, douleur, rougeur, etc., sont plus prononcés. Si l'art n'intervient pas, le pus se réunira en collection et tendra à se faire jour à l'extérieur. Quelle route va-t-il suivre ? Ici encore l'anatomie pouvait faire prévoir d'avance les phénomènes pathologiques qui vont se présenter.

Souvent, c'est au niveau du durillon lui-même que le pus trouvera une issue. Le derme est ramolli, il s'ulcère, et le pus s'engage par cette ouverture. Dans la plupart des circonstances, le pus rencontre un feuillet épidermique, dense, résistant ; il décolle cette couche épithéliale, et forme entre elle et le derme une collection, une *phlyctène*, mais une phlyctène d'emblée purulente. C'est alors l'*abcès en bouton de chemise :* cette comparaison de l'abcès à un bouton de chemise est assez heureuse, et rappelle bien sa forme particulière ; il est composé de deux collections purulentes, l'une placée entre l'épiderme et le derme, l'autre entre le derme et l'aponévrose, et communiquant entre elles par une gorge, par une ouverture plus ou moins étroite, creusée dans l'épaisseur du derme. Enfin l'épiderme se fendille, se crève, et le pus se fait jour à l'extérieur. Mais la suppuration sort lentement, le foyer se vide difficilement, et si le chirurgien n'intervient pas, l'abcès met un long temps à se déterger, et la guérison se fait attendre quelquefois pendant plusieurs mois, et encore s'il ne survient aucune des complications dont nous dirons un mot tout à l'heure.

Voici un exemple de cette variété d'inflammation que je choisis parmi les nombreuses observations que j'ai recueillies dans les hôpitaux :

Abcès sous-cutané de l'éminence thénar, en bouton de chemise. Incision, cataplasmes. Guérison.

Malade, âgé de vingt et un ans, entré, salle Sainte-Vierge, n° 27, à l'hôpital de la Charité, le 19 juillet, sorti le 27 juillet 1852.

Cet homme, d'un tempérament sanguin, d'une constitution robuste, n'a jamais eu de maladie d'aucune sorte.

Il avait sur le pli qui se trouve entre l'index et le pouce, et sépare la partie interne de la partie externe de la main, *un durillon*. Il y a huit jours, il éprouva dans cette région une démangeaison assez vive, et le lendemain, il y avait un peu d'inflammation. Sur le conseil d'un pharmacien, il appliqua des compresses d'eau-de-vie camphrée qui ne produisirent aucun résultat, et ensuite des cataplasmes. L'inflammation augmenta néanmoins, les douleurs devinrent plus vives, et avec elles il y eut de l'insomnie. Ce malade entre donc à l'hôpital le 19.

19 juillet. — Entre le pouce et l'index, et vers l'éminence thénar, on voit une plaque large comme une pièce de deux francs. L'épiderme soulevé et devenu transparent laisse apercevoir un pus grisâtre mêlé de sang. Avec le doigt on sent très bien la fluctuation. Ce point est très douloureux. Tout autour de cette région,

l'inflammation est très vive; la peau est rouge, chaude, tendue, sans empâtement notable. Cette inflammation, vaguement circonscrite sur le dos de la main, l'est parfaitement dans la main. Elle est bien limitée par le pli cutané qui s'étend de la base de l'index au poignet, et qui circonscrit l'éminence thénar. Elle s'arrête de même brusquement au poignet. Bien limitée à l'articulation et à la partie interne du pouce, elle s'étend un peu plus à l'extérieur.

Cet homme ne dort pas, il a peu d'appétit et un peu de fièvre.

La phlyctène est percée ; il sort une certaine quantité de pus, mais sous l'épiderme décollé, on aperçoit à la base du durillon un trou qui traverse le derme, et arrive dans un foyer sous-cutané.

20 juillet. — M. Velpeau pratique une incision d'environ un centimètre de profondeur, et d'un centimètre et demi de longueur. Il sort un pus mêlé de sang et d'une odeur presque nulle. (Cataplasmes; deux portions.)

21 juillet. — Le malade a plus d'appétit. Il a bien dormi et n'a plus de fièvre. La plaie a beaucoup suppuré, l'inflammation est moins vive.

23 juillet. — Emplâtres d'onguent de la mère.

27 juillet. — Sorti guéri.

Mais si le derme résiste, la suppuration se réunit en foyer dans les points où le tissu cellulaire a été primitivement envahi, et où il est lâche, lamelleux et très perméable, c'est-à-dire dans les espaces interdigitaux.

Le pus tend à se faire jour dans les endroits où la peau offre le moins de résistance, dans ces mêmes points, dans les espaces interdigitaux.

Le gonflement, la douleur, la rougeur violacée augmentent au niveau de ces points ; on observe encore parfois, mais très rarement, l'abcès en forme de bouton de chemise ; plus souvent, on voit le derme s'ulcérer en un ou plusieurs points, et le pus s'écoule lentement par les ouvertures. Plus tard, ces ouvertures s'agrandissent, le foyer se vide, et la guérison arrive lentement aussi, comme dans le cas précédent, si la chirurgie n'a pas aidé la nature pour faciliter la détersion de l'abcès.

En même temps que le pus se forme, qu'il se réunit en collection, soit au niveau du point de départ de la maladie, soit au niveau des espaces interdigitaux correspondants, l'inflammation du tissu cellulaire de la face dorsale de la main marche aussi vers la suppuration. Ces foyers dorsaux peuvent sans doute s'ouvrir spontanément, mais rarement leur ouverture précédera celle des foyers des espaces interdigitaux. Si même ces derniers se vident facilement, la suppuration de la face dorsale s'écoulera par ces ulcérations et ne donnera pas lieu à des ouvertures particulières. J'ajouterai même qu'il est rare de voir se former des collections purulentes dans cette région.

Quand ces accidents se présentent à la face dorsale, la rougeur, le gonflement, la douleur à la pression augmentent, et, comme dans les cas précédents, on sent une fluctuation plus ou moins nette, plus ou moins franche. Règle générale : quand on voit une phlegmasie limitée, circonscrite, persister pendant plus de quatre jours, quand surtout le gonflement, la douleur à la pression augmentent, on peut affirmer que, sous cette tuméfaction, il y a du pus infiltré, ou réuni en collection.

Le plus ordinairement, comme on peut le voir dans l'observation qu'on va lire, la suppuration de la face dorsale de la main arrive après celle de la face palmaire, ou des espaces interdigitaux. Elle n'est le plus souvent que la conséquence de l'infiltration du pus formé dans ces régions.

Abcès de la paume de la main et du dos de la main. Incision, cataplasmes. Guérison.

Malade, âgé de vingt et un ans, entré salle Sainte-Vierge, n° 1 (hôpital de la Charité), le 19 juillet, sorti le 25 juillet 1853.

Il y a huit jours environ, ce garçon, qui travaille beaucoup en ce moment comme manœuvre, s'est aperçu que des durillons qu'il avait à la main droite, devenaient douloureux. La main enfla ; il continua de travailler ; mais bientôt la douleur fut telle, qu'il fut forcé de s'arrêter.

19 juillet. — Aujourd'hui, l'épiderme est soulevé et blanchâtre dans toute la partie interne de la paume de la main. En même temps les doigts, surtout l'annulaire et le petit doigt, et tout le dos de la main sont tuméfiés, rouges, chauds et douloureux ; il y a un peu

d'œdème et des douleurs lancinantes assez vives; la fluctuation est évidente au niveau des articulations métacarpo-phalangiennes des deux doigts annulaire et auriculaire; l'épiderme s'est même un peu excorié dans la rainure articulaire, et il suinte par cette ouverture un pus séreux peu abondant. La chaleur et même un peu de gonflement s'étendent jusque sur l'avant-bras. Les ganglions épitrochléens et les ganglions sous-axillaires sont un peu tuméfiés et douloureux.

M. Velpeau, par une incision double dont les deux branches se rejoignent à la base du petit doigt et se dirigent l'une dans la paume de la main, l'autre dans la rainure interdigitale, agrandit l'ouverture naturelle de l'abcès; un pus phlegmoneux, bien lié, s'écoule par ces deux incisions en assez grande abondance. (Cataplasmes.)

20 juillet. — L'inflammation du dos de la main semble s'arrêter. Du reste, le malade n'a éprouvé jusqu'à ce jour aucun symptôme de réaction générale; il a la langue nette, le pouls normal, et l'appétit très bien conservé.

23 juillet. — L'épiderme du dos de la main est soulevé, blanchâtre au niveau de la partie moyenne du cinquième métacarpien. Il est évident qu'il y a là-dessous du pus qui a fusé et est venu de la paume de la main, en cherchant à se faire jour là où la résistance des tissus était moins grande. M. Velpeau arrache ou excise tout cet épiderme décollé et mortifié; le pus s'écoule librement à l'extérieur, à travers une gorge un peu rétrécie creusée dans le derme; ce qui constitue un

véritable abcès en bouton de chemise. —On continue les cataplasmes.

25 juillet. — Le malade, qui ne souffre plus, demande instamment à s'en retourner chez lui ; la main est désenflée ; l'avant-bras n'offre plus ni rougeur ni chaleur ; le mal est réduit à une plaie simple, qu'un pansement à l'onguent de la mère cicatrisera en quelques jours.

Cette observation présente encore un point intéressant qu'il est bon de signaler. Si l'inflammation sous-cutanée de la paume de la main est ordinairement bien circonscrite, bien limitée, renfermée dans des limites tracées à l'avancepar les plis cutanés ; cette dispositi on peut être modifiée, quand il y a plusieurs durillons et que les tissus sous-jacents s'enflamment en même temps sous ces divers durillons. Ce n'est pas, dans ces circonstances, une exception à la règle générale que j'ai tracée ; c'est une coïncidence dans l'inflammation simultanée de plusieurs régions voisines. Cette remarque ressort de l'observation que je viens de rapporter, mais elle est quelquefois encore plus évidente.

La suppuration de la face dorsale de la main peut revêtir les caractères du phlegmon diffus ; il est bon pourtant d'ajouter que semblable complication est excessivement rare. Dans la plupart des circonstances, le phlegmon de la main se développe, s'abcède et se termine sur place, restant limité au tissu cellulaire sous-cutané. Mais il peut donner lieu quelquefois à des accidents divers : le phlegmon diffus dont il vient d'être question, l'érysipèle, l'angioleucite, etc. Parfois aussi l'inflammation passe aux organes plus profondément situés, et détermine des accidents du côté des tendons, des coulisses fibro-synoviales, etc. ; ou bien l'inflammation du tissu cellulaire des espaces interdigitaux glisse sous les ponts fibreux de l'aponévrose palmaire, et se répand dans le tissu cellulaire sous-aponévrotique.

Rien ne l'arrête dans cette région : elle dissèque les tendons, les muscles, les gaînes synoviales ; elle envahit ces dernières, et la suppuration s'établit dans toute la main. Cet organe peut être comparé alors à une éponge purulente ; il se forme des foyers partout, et par tous ces foyers s'échappent, avec le pus, des lambeaux de tissu cellulaire, d'aponévrose, de tendons. C'est une très grave complication, qui détermine une suppuration longue et abondante, un affaiblissement graduel, et parfois l'infection purulente ou putride. Assez souvent, quand le malade échappe à tous ces accidents, il conserve une roideur dans les mouvements des doigts ou des difformités indélébiles.

Cette complication s'annonce par un gonflement de toute la main, la durée de la maladie, une grande quantité de foyers purulents, et des symptômes généraux graves. Au début, au milieu de tous ces désordres, et dans cette *éponge pleine de pus*, les tendons fonctionnent, leurs mouvements sont conservés et peu douloureux ; on a même vu la guérison survenir, sans laisser après elle de désordres graves dans les fonctions de la main. Mais la guérison arrive lentement, et elle exige un, deux et même trois mois, encore faut-il que la chirurgie intervienne énergiquement.

On peut observer aussi, à la paume de la main comme au niveau des doigts, l'inflammation gangréneuse. Mais ici le tissu cellulaire sous-cutané est moins dense, moins serré; l'inflammation a, pour se propager, toute la face dorsale de la main, et cet accident doit être beaucoup plus rare que dans le panaris. Je n'ai jamais rencontré, pour ma part, cette forme d'inflammation sous-cutanée, et je n'en ai trouvé l'indication dans aucune des observations que j'ai consultées. J'ai vu récemment, dans le service de M. Velpeau, un malade qui présentait une inflammation de toute la main, du tissu cellulaire sous-cutané, sous-aponévrotique, intermusculaire, intertendineux. Je reviendrai plus loin sur cette observation, sur la manière dont l'inflammation passe au tissu cellulaire profond, et sur les signes par lesquels elle s'annonce, et que j'ai tout à l'heure indiqués très sommairement.

Le *diagnostic* ne nous arrêtera pas longtemps.

Au début, son siége, le gonflement limité, la douleur pulsative, s'exaspérant par la pression, la présence d'un durillon, ou d'une phlyctène, ou d'une lésion accidentelle, le mouvement des doigts, l'intégrité parfaite de quelques-uns d'entre eux, la tuméfaction du dos de la main, empêcheront de confondre cette inflammation avec l'inflammation superficielle ou profonde. La première est plus étalée, et les parties enflammées sont peu douloureuses à la pression; la seconde ne présente souvent aucune rougeur, mais elle est très douloureuse, les mouvements des doigts sont excessivement pénibles, et la tuméfaction est profonde, diffuse.

Ce gonflement, cette rougeur, sont bien limités à la paume de la main par des brides cutanées; c'est surtout quand l'inflammation siége au niveau de l'éminence thénar qu'elle présente les caractères les plus tranchés. Voici un fait que j'ai observé dans le service de M. Laugier, à l'Hôtel-Dieu (1858), et qui mérite d'être rapporté en quelques mots :

Au n° 11 de la salle Sainte-Marthe est couché un ouvrier âgé d'une trentaine d'années, et qui est entré pour une affection de la main. Il avait sur l'éminence thénar un durillon qui existe encore aujourd'hui. En travaillant, il sentit sous ce durillon une douleur assez vive, qui augmentait quand il pressait fortement ses outils. Il ne prit pas garde d'abord à cette douleur, mais quelques jours après il survint du gonflement, de la fièvre, et le malade dut suspendre ses travaux. Il y a une huitaine de jours que s'est montré le gonflement, accompagné de rougeur.

Aujourd'hui, voici ce que l'on constate :

Toute l'éminence thénar de la main gauche est gonflée, tuméfiée, rouge. Le gonflement est *très nettement limité* en bas et en dedans par la grande branche thénarienne de l'M. La partie de la paume de la main située au-dessous de cette branche est souple, non douloureuse à la pression. Le gonflement et la rougeur sont très prononcés au niveau de l'espace interdigital, en avant, en bas et en arrière. Le dos de la main est tendu, luisant, rouge; mais la tension et la rougeur, très marquées au niveau de l'espace interdigital, vont en diminuant à mesure qu'elles s'avancent sur le dos de la main ; elles se prolongent un peu vers le poignet, vers la racine du pouce. Le gonflement et la rougeur s'étendent aussi sur le pouce, en avant et en arrière, jusqu'à la phalange unguéale. Or j'ai déjà insisté sur ce fait, que le pli cutané de la racine du pouce, étant peu résistant, ne devait pas opposer à l'extension de l'inflammation une digue aussi puissante que les autres plis cutanés des doigts, et surtout de la paume de la main.

Au niveau de la partie moyenne, on voit le durillon soulevé, et au-dessous de lui une phlyctène purulente. Au niveau de l'espace interdigital, douleur vive à la pression, fluctuation.

On peut facilement reconstituer et résumer l'histoire de ce malade : Durillon, inflammation du derme et du tissu cellulaire sous-jacent ; phlegmon sous-cutané, nettement limité, suivant les lois qui ont été indiquées plus haut ; suppuration. Le pus se fait jour sous le durillon ; décollement de l'épiderme ; phlyctène purulente ; soulèvement du durillon ; suppuration au niveau de l'espace interdigital.

M. Laugier a incisé le phlegmon, enlevé l'épiderme décollé ; une assez grande quantité de pus s'est écoulée, et la maladie est rapidement entrée en pleine voie de guérison.

A la seconde période, les limites précises de l'inflammation au niveau des brides cutanées, le gonflement de certains espaces interdigitaux, la tuméfaction étalée sur le dos de la main, la rougeur bien circonscrite à la face palmaire, diffuse sur la face dorsale, l'intégrité parfaite des départements voisins, la liberté du jeu des tendons, la douleur peu intense dans ces mouvements, etc.; tous ces symptômes caractériseront tout de suite la maladie. Une inflammation purement superficielle ne donnera jamais lieu à ces signes, et une inflammation profonde resterait assez nettement limitée, soit à la face palmaire, soit à la face dorsale de la main, en même temps qu'elle envahirait tout de suite et totalement l'une ou l'autre de ces régions. Nous insisterons plus loin sur les signes du phlegmon profond de la main, ayant pour siége le tissu cellulaire sous-aponévrotique, et nous indiquerons les signes qui le caractérisent.

Pourtant quand il y a des durillons à la face palmaire, et que leur inflammation a déterminé la production de phlyctènes purulentes purement sous-épidermiques, le diagnostic peut offrir, au premier examen, quelque embarras. Mais l'étendue de l'inflammation qui peut occuper une large surface, ses limites peu précises, le gonflement superficiel, l'absence de tuméfaction œdémateuse à la face dorsale, la rougeur diffuse que n'arrête aucun des plis de la paume de la main, la rapidité de la formation des phlyctènes, constitueront autant de signes importants pour éclairer le diagnostic. Le fait suivant vient à l'appui de ce que j'avance :

Abcès sous-épidermiques, durillons ; cataplasmes. Guérison.

Malade âgé de trente-deux ans, entré salle Sainte-Vierge (hôpital de la Charité), n° 33, le 10 juin, sorti le 15 juin 1853.

Cet homme, fort et vigoureux, forgeron de son état, habitué par conséquent à de rudes travaux, portait aux mains, à la racine des doigts, en arrière du repli cutané, des durillons considérables. Sous l'influence d'un travail plus violent et prolongé, le derme sous-jacent s'enflamma, il y a quinze jours environ. Des phlyctènes se formèrent; le malade se contenta de les ouvrir avec une épingle, et continua son travail; mais bientôt l'inflammation se propagea à toute la paume de la main, à la base des doigts : et dès lors tous les mouvements de la main furent paralysés par la souffrance et la tuméfaction. Cet homme entra alors à l'hôpital. Déjà du pus était formé : la racine des doigts médius gauche, et annulaire et petit doigt de la main droite était rouge, tuméfiée. L'épiderme soulevé, par le pus, fut enlevé. Au-dessous on trouva des ulcérations du derme. L'ulcération, à gauche, s'étendait sur la partie interne de la racine de l'index; à droite, au même point des deux doigts indiqués; mais ces ulcérations n'intéressaient pas toute l'épaisseur du derme.

Des cataplasmes suffirent pour faire disparaître toute trace d'inflammation, et le malade put sortir à peu près guéri, le 15 juin.

Ce n'est pas ainsi que se comporte l'inflammation sous-cutanée. Le derme est perforé dans l'abcès en bouton de chemise, et la guérison n'arrive pas aussi promptement.

A la troisième période, la forme, les limites bien définies du gonflement et des foyers purulents, leur siége, etc.; l'intégrité assez complète des mouvements des doigts; le gonflement et la rougeur de la face dorsale, le gonflement des espaces interdigitaux correspondants aux départements primitivement affectés; le soulèvement de l'épiderme, dans certains cas, pour former une des collections de l'abcès en bouton de chemise, tous ces signes assez caractéristiques rendront, sans aucun doute, aussi le diagnostic facile.

Si l'inflammation avait envahi la région sous-aponévrotique, le diagnostic serait plus embarrassant. — Cependant, en étudiant la marche de la maladie, la formation des divers foyers purulents, la position des doigts, leurs mouvements, l'état des parties sous-jacentes au poignet et à la face palmaire de l'avant-bras (symptômes sur lesquels nous reviendrons plus tard), on arrivera à formuler un diagnostic précis.

Le gonflement présente, sur la face dorsale, une forme particulière, quand la maladie n'a pas débuté par cette région, et j'ai beaucoup insisté sur ses caractères importants, surtout au point de vue du diagnostic.

Le *pronostic* de cette inflammation abandonnée à elle-même est assez grave, à cause de sa durée et des complications qui peuvent l'accompagner. Mais si l'art intervient, dans l'immense majorité des cas cette maladie guérit très facilement, sans laisser aucune trace, et sans qu'il reste aucune difformité dans la main, aucune gêne dans les mouvements des doigts. Cette inflammation, quand elle se termine par suppuration, exige, pour sa guérison, quinze à vingt-cinq jours; et si elle est abandonnée à elle-même, un mois au moins.

Après la guérison, cette maladie, qui affecte plus spécialement les ouvriers qui se livrent à des travaux manuels pénibles, réclame encore quelques précautions. Les tissus sont ramollis, la couche épidermique est mince, et il faut prendre garde de provoquer une nouvelle inflammation par des pressions violentes, avant que la peau ait repris assez de force pour résister à ce frottement contre des corps durs.

Le *traitement* est variable suivant la période de la maladie et l'état général des malades.

Si le sujet est fort, vigoureux, et qu'il présente des symptômes d'une réaction inflammatoire violente, on peut recourir à une saignée générale. — Un grand bain tiède, un purgatif, seront aussi utilement prescrits. S'il y a de l'insomnie, et même du délire, que le malade soit d'un tempérament nerveux, impressionnable, on peut administrer de l'opium à l'intérieur. — Dans le cours de la maladie, suivant l'état des voies digestives, on aura recours encore à un ou plusieurs purgatifs.

Quant aux saignées locales, les sangsues, il faut en réserver l'emploi pour les cas dans lesquels il survient comme complication des symptômes d'angioleucite, des tumeurs ganglionnaires enflammées dans l'aisselle, ou au-dessus de l'épitrochlée.

Le traitement local est très important. Au début, chercher à obtenir la résolution de l'inflammation à l'aide de pommades résolutives, parmi lesquelles on choisira de préférence les onctions avec l'onguent mercuriel, et notamment l'onguent mercuriel belladoné, s'il y a des symptômes de douleur très violente ; des cataplasmes, des bains locaux d'eau de guimauve, et surtout la position un peu élevée de la main. On peut essayer aussi d'une compression méthodique bien appliquée, et continuée pendant vingt-quatre ou trente-six heures. Si elle peut être supportée, si elle n'exaspère pas la douleur, elle produira de bons résultats.

A la seconde période, du deuxième au sixième jour de la maladie, on peut encore espérer d'obtenir la résolution de l'inflammation, et l'on insistera sur les purgatifs, les onctions mercurielles, la position, les cataplasmes, et la compression.

A la troisième période, quand le pus est formé, que la fluctuation est manifeste, il n'y a plus qu'un moyen à mettre en usage, et ce moyen tout chirurgical, c'est l'emploi du bistouri. Il n'est pas toujours facile de percevoir la fluctuation, bien que l'aponévrose forme là un plan résistant, qui permet d'apprécier assez exactement la nature du gonflement. Mais la saillie plus prononcée de la tuméfaction, au niveau du point de départ de la maladie, la douleur aiguë que provoque la moindre pression, la durée de l'inflammation, la rémission des symptômes généraux, permettront au moins de deviner, pour ainsi dire, la présence du pus.

La présence du pus une fois constatée, il faut inciser le foyer. On peut même pratiquer ces incisions, alors que le pus est à peine formé, ainsi que j'ai déjà cherché à l'établir en parlant du panaris. Ces incisions sont redoutées, en général, de la plupart des médecins, et cependant on peut, on doit les pratiquer sans crainte. Les foyers purulents, en se développant, proéminent vers la peau ; ils sont placés au-devant de l'aponévrose palmaire, et, partant, au-devant des vaisseaux de cette région ; il est dès lors facile d'arriver dans ces collections sans blesser les artères importantes de la main.

Il faut autant que possible pratiquer les incisions au-dessous d'une ligne qui, partant de la partie inférieure de la racine du pouce, couperait transversalement la paume de la main, et en suivant la direction des métacarpiens eux-mêmes. Dans l'espace interdigital, et sur le dos de la main, les incisions sont simples et sans danger : le foyer proémine, et il est facile de l'ouvrir. Quand la collection est placée au-dessus de la ligne dont je viens de parler, il faut inciser avec précaution, s'arrêter quand on est arrivé dans le foyer, et porter le dos du bistouri du côté de l'arcade palmaire.

L'incision pratiquée, les accidents généraux tombent, il faut alors continuer les cataplasmes, les bains locaux, et souvent recourir à un nouveau purgatif. Quand le foyer est revenu sur lui-même, que la suppuration est tarie, on peut utilement remplacer les cataplasmes par un pansement simple, et surtout par un emplâtre d'onguent de la mère.

Il ne faut pas supprimer trop vite l'application des cataplasmes émollients : ce mode de traitement doit être employé aussi longtemps que toute trace d'inflammation n'a pas disparu. C'est pour avoir négligé ces précautions que l'on voit, dans certains cas, se former de nouveaux abcès.

Ainsi, dans l'observation suivante, immédiatement après la suppression des cataplasmes, l'inflammation a reparu avec intensité, pour céder aussitôt que l'on a eu recours de nouveau aux cataplasmes émollients.

Panaris sous-cutané de l'annulaire, phlegmon sous-cutané de la face palmaire et de la face dorsale de la main. Incisions, cataplasmes; pansement simple. — Menace de récidive; cataplasmes. — Guérison.

Malade âgé de cinquante-huit ans, ferblantier, entré salle Sainte-Vierge n° 1, le 3 mai, sorti le 3 juin 1853.

3 mai. — Il y a environ une huitaine de jours, cet homme a eu le doigt annulaire de la main droite écorché à la face palmaire par un crochet de fer. Il s'est peu soigné et a continué de travailler. Le doigt a bientôt enflé, et la main n'a pas tardé à se tuméfier elle-même.

Aujourd'hui, on remarque au niveau de la première phalange de l'annulaire, une plaie de 2 à 3 centimètres; l'épiderme s'est décollé tout autour ; le doigt, la partie inférieure de la face palmaire, la face dorsale et les doigts voisins, sont le siége d'une tuméfaction considérable, avec rougeur, chaleur, tension de la peau ; le poignet est lui-même gonflé, et la rougeur s'avance jusqu'à moitié de l'avant-bras. Le doigt et la main sont le siége de douleurs lancinantes très vives. Il y a de la réaction générale, de la soif, de l'insomnie.

Quinze sangsues sont appliquées sur le dos de la main, qui est, ainsi que l'avant-bras, enveloppée dans un large cataplasme.

Ce traitement ne peut amener la résolution de l'inflammation, et, dès le 5 mai, on peut constater qu'une collection de pus s'établit au dos de la main, entre le cinquième et le quatrième métacarpien.

6 mai. — Une incision longitudinale est pratiquée sur le point fluctuant, et il s'en écoule un pus phlegmoneux, bien lié. — Cataplasmes.

Dès lors la tuméfaction de la main et des doigts, qui était énorme, devient stationnaire d'abord, et bientôt rétrograde ; la rougeur de l'avant-bras, qui s'était compliquée d'un gonflement manifeste, disparaît ; les plaies se détergent et la convalescence s'établit.

22 mai. — On croit pouvoir supprimer les cataplasmes ; mais le malade se plaint que les douleurs lancinantes ont reparu pendant la nuit ; et il semble, en effet, que les doigts sont plus gros et plus rouges que hier. — On reprend donc le pansement au cataplasme, et la menace d'une nouvelle crise inflammatoire ne se réalise pas.

30 mai. — La suppuration est presque entièrement tarie ; il ne suinte plus qu'un peu de sérosité

roussâtre qui se fait jour par une petite ouverture située à la face palmaire de la première phalange. L'incision est tout à fait cicatrisée. Pansement à l'onguent de la mère.

3 juin. — Le malade s'en retourne chez lui guéri. Il reste dans la paume de la main et au niveau de l'articulation métacarpo-phalangienne une induration cicatricielle qui cause un peu de roideur dans le doigt; des bains locaux d'eau de guimauve, des frictions et des tractions répétées opérées sur cette articulation, sont ordonnés au malade, qui devra suivre chez lui ce traitement.

Il est une précaution, car je ne saurais donner un autre nom à cette manœuvre, qu'il ne faut pas perdre de vue, c'est de couper les lambeaux d'épiderme ramollis et décollés, à mesure qu'ils semblent se détacher, de faciliter même leur décollement. Faute d'y prendre garde, ces lambeaux épidermiques jouent le rôle de corps étrangers et irritent la plaie.

Enfin je rappellerai encore ici que l'épiderme et le derme sont épaissis, et qu'il faut enfoncer le bistouri à une certaine profondeur avant d'arriver au foyer purulent. Les petites incisions, timidement pratiquées, sont plus nuisibles qu'utiles. Elles sont douloureuses et ne procurent aucun soulagement aux malades.

Ces incisions sont suivies d'un écoulement de sang qui paraît assez abondant. Le sang s'échappe même quelquefois par jets; il paraît rouge, rutilant: c'est un phénomène qu'on observe dans tous les phlegmons, et surtout dans les phlegmons sous-cutanés. Cet écoulement sanguin ne doit pas effrayer ; il s'arrête de lui-même à mesure que la main se dégorge, et il faut être bien prévenu de ce fait, surtout dans les régions où l'on croit avoir à redouter de blesser des vaisseaux importants.

3° Troisième variété. — *Inflammation profonde.* — Cette inflammation succède assez ordinairement au panaris profond ; cependant elle peut se développer d'emblée, ou bien avoir pour point de départ une inflammation du tissu cellulaire sous-cutané. Des pressions longtemps prolongées, un exercice immodéré des tendons, une plaie, une piqûre, un éclat de verre, etc., peuvent donner lieu à l'inflammation profonde de la paume de la main. Elle survient aussi parfois dans un kyste préexistant des coulisses synoviales tendineuses de la paume de la main et du poignet.

Établissons d'abord, dans ce chapitre, une division très importante, et que l'on a déjà dû pressentir.

L'inflammation de la paume de la main rentre dans la troisième variété toutes les fois qu'elle occupe les tissus, les plans situés sous l'aponévrose palmaire. Or, cette région est composée d'un grand nombre d'organes variés et de plusieurs tissus différents : sans parler des artères, des veines, des nerfs, on trouve des bourses séreuses et du tissu cellulaire qui relie entre elles toutes les parties qui composent le creux de la main. Or, suivant que l'inflammation a son siége dans ces coulisses tendineuses ou dans le tissu cellulaire, elle revêt des caractères particuliers, et l'ensemble des symptômes permet d'établir deux sous-divisions.

Déjà, dans l'article précédent, j'ai dit un mot de l'inflammation sous-cutanée se propageant ou pouvant se propager au tissu cellulaire sous-aponévrotique : j'en ai à peine esquissé les caractères, les symptômes, le diagnostic; aussi reviendrai-je encore sur ce sujet dans le cours de ce chapitre. Mais, en ce moment, j'ai surtout pour but de m'arrêter sur la description de l'inflammation des toiles synoviales de la main.

En réfléchissant à la disposition des membranes séreuses de la paume de la main, on peut déjà prévoir comment va se développer l'inflammation dans ces organes, et suivre par la pensée les diverses phases de son évolution.

Un panaris profond du pouce ou du petit doigt déterminera certainement une inflammation profonde de la paume de la main. Cette inflammation occupera la bourse séreuse interne ou externe, isolément ou simultanément, ou bien encore se propagera à la grande synoviale commune des tendons fléchisseurs, suivant la disposition anatomique de ces bourses séreuses.

Si la synoviale du pouce est isolée, la phlegmasie se propagera vite dans cette poche, et pourra suivre ses diverses phases en restant limitée à l'éminence thénar; il en sera de même pour le petit doigt, si la membrane séreuse de ses tendons ne communique pas avec les autres synoviales du creux de la main, et le gonflement restera borné à l'éminence hypothénar.

Mais, que ces deux synoviales communiquent entre

elles, l'inflammation passera promptement de la bourse tendineuse interne à la bourse tendineuse externe, et réciproquement, suivant que la maladie aura débuté par le pouce ou le petit doigt. Tous les chirurgiens ont rencontré de ces faits très nettement caractérisés, dans lesquels la pathologie venait donner au chirurgien la démonstration de cette disposition anatomique particulière chez certains sujets : tel est le fait que j'ai observé à l'Hôtel-Dieu, et dont il a déjà été question.

Dans les cas où la grande synoviale médiane communique avec l'une de ces synoviales (et surtout avec l'interne), l'inflammation, qui a eu pour point de départ un panaris profond, s'étend promptement à cette grande bourse séreuse et à presque toute la paume de la main.

Quand, au contraire, le panaris de la troisième espèce s'est développé à l'indicateur, au médius, à l'annulaire, l'inflammation reste assez ordinairement limitée au doigt sur lequel elle a pris naissance, et si elle gagne la paume de la main, ce n'est qu'à une période assez avancée de la maladie, et après avoir subi un temps d'arrêt au niveau du cul-de-sac supérieur de la synoviale particulière à chacun de ces doigts.

Pourtant l'inflammation peut envahir, bien plus rarement toutefois, les synoviales tendineuses de la région palmaire par un mécanisme différent de celui que je viens d'indiquer. Par droit de voisinage, elle peut succéder à une inflammation du tissu cellulaire ou à un panaris qui occupe l'un des doigts pourvus d'une synoviale propre. Enfin elle a, dans un assez grand nombre de circonstances, pour origine, une plaie, une violence extérieure, une cause traumatique en un mot.

Une fois née, l'inflammation profonde de la paume de la main se traduit à son *début*, dans son *développement* et à sa *terminaison*, par une série de symptômes que je vais étudier.

Au début, douleur plus ou moins vive, souvent très aiguë, s'exaspérant par les mouvements. Si le malade veut étendre les doigts, cette douleur devient souvent intolérable. Les doigts sont rétractés, recourbés en crochet. Le gonflement a fait disparaître les diverses fossettes du creux de la main, mais ce gonflement est d'abord peu marqué. La rougeur est très souvent peu prononcée; assez fréquemment même, il y a du gonflement, mais sans aucune rougeur.

Ce gonflement, cette rétraction des doigts, occupent diverses parties de la région palmaire, suivant le siége de l'inflammation. Tantôt toute la paume de la main est uniformément tuméfiée; tantôt c'est l'éminence thénar, tantôt l'éminence hypothénar; d'autres fois ces deux régions simultanément, tandis que le centre de la paume de la main reste à peu près intact. Ce gonflement, cette tension, cette douleur occupent la partie profonde du poignet, et remontent jusqu'au-dessus du ligament annulaire du carpe; la main semble se continuer sans ligne de démarcation avec la partie inférieure de l'avant-bras.

Les *symptômes généraux* sont bien plus intenses que dans les autres phlegmasies des doigts et de la paume de la main. La douleur est quelquefois si vive, le gonflement si rapide, qu'on peut voir se développer des signes d'étranglement : vomissements, fièvre, délire, etc. Les chirurgiens ont même rapporté des cas où ces phlegmasies profondes des doigts et de la paume de la main avaient pu provoquer le tétanos. Des faits semblables sont cités par la plupart des médecins qui ont visité les pays chauds.

En général, il y a de la fièvre, une céphalalgie intense, de l'insomnie, du délire, une soif vive, une absence complète d'appétit.

Si, à son début, l'inflammation n'est pas enrayée, la douleur, le gonflement, les accidents généraux augmentent, mais la suppuration arrive assez lentement. La rougeur se montre à des époques variables ; tantôt le premier, le second, le troisième jour de la maladie, mais quelquefois elle est à peine sensible à la fin du premier septénaire, ou bien elle est terne, violacée, diffuse, bien différente de cette rougeur sur laquelle j'ai beaucoup insisté.

Si l'art n'intervient pas, si l'on ne peut pas éteindre cette inflammation, il peut survenir des accidents variables.

Tantôt la phlegmasie s'étend au tissu cellulaire du creux de la main et provoque la formation d'abcès semblables à ceux que j'ai décrits dans le chapitre précédent ; tantôt, et le plus souvent, il se forme des dépôts plastiques à l'intérieur et à l'extérieur des coulisses tendineuses, des adhérences s'établissent entre la toile synoviale et les tendons ; l'inflammation s'en va, mais laisse après elle des difformités indélébiles; ou bien la suppuration s'établit avec toutes ses conséquences : fusées purulentes, dénudation, nécrose des tendons, etc., etc.

La durée de cette inflammation est très variable. Si elle n'est pas arrêtée dans sa marche, elle demande, pour parcourir ses diverses phases, et arriver à l'une des terminaisons que je viens d'indiquer, un mois au moins, et souvent deux, trois mois et même davantage.

Le début est parfois insidieux, et les premiers symptômes que l'on observe sont assez semblables à ceux du panaris sous-cutané, surtout quand la maladie a son point de départ au pouce et au petit doigt.

L'observation suivante, intéressante à ce point de vue, nous donne le tableau complet des symptômes et de la terminaison de cette inflammation.

Phlegmon profond de la main, du poignet et de l'avant-bras, ayant eu son point de départ au niveau de la dernière phalange du pouce. Incisions multiples; suppuration, induration; adhérence des tendons fléchisseurs dans leurs gaînes.

Femme âgée de vingt-six ans, couchée salle Sainte-Catherine, n° 26, à l'hôpital de la Charité, entrée le 6 décembre 1852, sortie le 25 janvier 1853.

Cette jeune femme, d'un tempérament lymphatique, d'une assez bonne constitution, mal réglée, a ordinairement des flueurs blanches. Du reste, elle n'a jamais eu de maladie bien grave.

Le 3 décembre, elle éprouva à la face palmaire de la dernière phalange du pouce une sensation semblable à celle que fait éprouver une piqûre d'aiguille ; pourtant elle ne s'était point piquée. A l'endroit où elle éprouva cette douleur, elle avait un durillon auquel elle attribua cette douleur. Mais dans la journée, les douleurs devinrent beaucoup plus vives, et déterminèrent une sensation de déchirement dans l'intérieur du pouce. Le soir, la malade éprouva des frissons, se mit au lit, et ne put dormir pendant toute cette nuit. Elle eut beaucoup de fièvre, le pouce enfla considérablement, et le matin on appliqua douze sangsues. Il sortit peu de sang, et dans la journée, la main, le poignet, l'avant-bras enflèrent considérablement. — Onctions avec la pommade mercurielle ; cataplasmes.

Entrée à l'hôpital le 6 décembre.— Le médecin qui la soignait lui a pratiqué une incision à l'extrémité de la face palmaire du pouce et une autre au côté interne de l'articulation des deux phalanges du pouce. De ces deux incisions faites timidement, il n'est sorti que du sang.

Toute la main, les doigts, le poignet, l'avant-bras presque jusqu'au coude, sont tuméfiés, rouges. Il y a de la chaleur et de la douleur, surtout à la main. Les doigts sont infléchis, recourbés en crochet, et ne peuvent être étendus. Les incisions pratiquées en ville ne suppurent pas. — Inappétence ; fièvre, pas de sommeil. M. Velpeau prescrit 25 sangsues au poignet ; une pilule d'opium le soir ; tisane de gomme.

Le soir, l'inflammation n'ayant pas diminué, on prescrit 25 autres sangsues et des cataplasmes.

7 décembre. — L'inflammation n'a pas augmenté. La femme a un peu moins de fièvre. — Cataplasmes; onctions mercurielles.

10 décembre. — La face antérieure de l'avant-bras présente de l'empâtement; sur deux points même, au niveau du poignet, on sent de la fluctuation. M. Velpeau pratique, parallèlement à la direction des tendons, deux incisions de 2 centimètres de longueur, assez profondes, et d'où il sort un pus abondant et bien lié. On place ensuite un rouleau de charpie dans la main pour empêcher les doigts de se fléchir davantage.

11 décembre. — La fièvre est beaucoup moins intense.

1er janvier. — A cette époque, le bras est désenflé, un peu rouge encore, et induré; la main est toujours le siége d'une phlegmasie profonde. On a pratiqué, sur divers points, des incisions dont le nombre va jusqu'à six, et qui sont réparties sur les faces dorsale et palmaire des doigts, de la main et de l'avant-bras: toutes ces incisions donnent une suppuration abondante; on les panse avec un cataplasme. La malade est très faible; elle a tout l'aspect d'une femme chloro-anémique, et les carotides font entendre à l'auscultation un bruit de souffle très évident, très prolongé, et très régulier; la respiration se fait bien et sans embarras. Point d'appétit; quelques douleurs de ventre, langue un peu blanchâtre. Peu de sommeil.

6 janvier. — Une collection purulente s'est formée à la face palmaire du poignet, avec fluctuation. M. Velpeau pratique une incision longitudinale de 2 centi-

mètres de longueur. Il en sort un pus sanieux et fétide. Cataplasmes.

7 janvier. — Frissons la nuit; coliques. Le pouls est dur, fréquent, mais petit.

8 janvier. — Insomnie; coliques, diarrhée. — 2 grammes de bismuth en deux paquets.

9 janvier. — Un peu de mieux au matin; un peu de sommeil la nuit; les coliques sont calmées; le poignet est aussi moins douloureux. — 2 grammes de bismuth.

12 janvier. — La diarrhée a tout à fait disparu. On supprime le sous-nitrate de bismuth. — une portion.

La malade commence à reprendre des forces; la suppuration se tarit; le visage est un peu coloré; la langue se nettoie, et l'appétit revient un peu.

20 janvier. — On supprime les cataplasmes; le bras et la main restent exposés à l'air; on applique seulement, sur les lèvres des plaies de quatre incisions qui ne sont pas encore tout à fait fermées, un linge enduit d'onguent de la mère. — La malade commence à se lever. — deux portions.

25 janvier. — Exeat.

La main est rouge, tuméfiée et indurée sur ses deux faces.

Les doigts, fusiformes, coudés et fléchis en dedans au niveau de la première phalange, ont perdu tout mouvement, ou à peu près. Cependant, les tendons des fléchisseurs ne sont point rétractés et ne font point saillie en corde sur la face palmaire de la main.

Le poignet est lui-même peu souple, et les mouvements de flexion et d'extension, sans être abolis, sont très diminués.

Deux points sont encore en suppuration et fournissent une petite quantité de pus séreux : l'un est situé à la racine du pouce, dans la rainure de l'adducteur ; l'autre répond à la partie postérieure et supérieure du deuxième métacarpien. Il y a autour de ces deux points une rougeur circonscrite qui tranche sur la rougeur du reste de la main. Il y a également plus de chaleur que sur le reste de la main, qui en conserve encore plus qu'à l'état normal.

Ainsi, dans cette observation, symptômes de début pouvant faire croire à une inflammation purement sous-cutanée, mais prenant bientôt un caractère nettement tranché; puis l'évolution de la maladie faisant passer sous nos yeux le tableau complet du panaris profond et de l'inflammation de même nature de la paume de la main.

Le *pronostic* est très grave. L'inflammation qui occupe les coulisses tendineuses de la paume de la main, à moins d'être arrêtée tout à fait à son début, donne lieu presque nécessairement à des désordres graves qui, le plus souvent, persistent pendant toute la vie : adhérence des tendons, rétraction et difformité des doigts; et ce ne sont pas là encore les accidents les plus communs et les plus redoutables.

De même que dans le panaris profond, on peut rencontrer, dans le phlegmon profond de la main, des dénudations, des nécroses des métacarpiens, des nécroses, des exfoliations de tendons ; des inflammations des articulations des os du carpe, des suppurations presque intarissables, etc. Il existe dans la science plusieurs exemples d'inflammations profondes de la paume de la main qui ont été suivies de mort, ou qui ont nécessité des amputations du poignet ou de l'avant-bras.

J'aurais à citer plusieurs exemples d'accidents les plus graves et les plus variés, mais je réserve ces faits pour le chapitre consacré aux complications.

Cette inflammation, quand elle se propage du côté de l'avant-bras, suit les plans cellulo-fibreux profonds, et peut donner lieu aux phlegmons les plus redoutables, aux phlegmons diffus profonds qui dissèquent les os, les tendons, les vaisseaux, les nerfs, les muscles, tous les organes d'un membre, en un mot, et qui assez souvent, par l'étranglement qu'ils déterminent, le frappent promptement de gangrène.

Le pronostic est grave quand une inflammation profonde de la paume de la main, occupant les poches séreuses, date déjà de plusieurs jours : les adhérences, les difformités, la perte des mouvements des doigts, sont encore les accidents les moins redoutables que l'on puisse rencontrer, quand on songe aux dangers de la suppuration, de la propagation de l'inflammation, etc.

Le *diagnostic* est assez intéressant à étudier, surtout à établir entre les deux sous-variétés d'inflammation que j'ai indiquées en commençant.

La douleur intense, la rétraction des doigts ; le gonflement en plaque de la paume de la main ; le gonflement des doigts dont la synoviale tendineuse est en communication avec la synoviale palmaire : tels sont les signes caractéristiques qui rendent le diagnostic assez facile. — Si l'éminence hypothénar ou l'éminence thénar sont isolément le siége du gonflement, en même temps que le petit doigt ou le pouce, ou bien si ces deux organes et ces deux éminences sont enflammés simultanément, dans l'une et l'autre circonstance il existe un panaris profond et une inflammation de la poche tendineuse palmaire correspondante : dans le premier cas, les sacs séreux sont indépendants ; dans le second, ils communiquent entre eux. — Si la tuméfaction occupe toute la paume de la main, la grande synoviale médiane est aussi envahie par l'inflammation. — Il arrive assez souvent que l'éminence thénar et le pouce sont intacts au milieu des désordres de toute la paume de la main et du petit doigt. C'est qu'il existe alors une disposition anatomique que M. Gosselin a surtout très souvent rencontrée dans ses recherches : la synoviale interne communique avec la grande synoviale médiane ; la synoviale externe seule est indépendante.

La rétraction des doigts est surtout importante à noter, et mérite bien qu'on s'y arrête encore un instant. La première phalange, la phalange métarcapienne, n'est pas fléchie, elle continue la direction des métacarpiens, retenue dans cette position par les interosseux ; les deux autres phalanges sont recourbées en crochet ; les doigts sont quelquefois fortement appliqués contre la paume de la main ; tous les mouvements d'extension sont très pénibles, très douloureux ; et telle est la force de rétraction des fléchisseurs, que les mouvements d'extension, très pénibles, très douloureux, exigent d'assez puissantes tractions.

Cette rétraction des doigts, la tuméfaction uniforme du creux de la main, l'absence d'une rougeur vive, surtout au début, le gonflement du poignet et de la partie inférieure de l'avant-bras, ne pourront pas permettre de confondre cette inflammation avec la deuxième variété qui a fait le sujet du chapitre précédent. Dans celle-ci, la rougeur et le gonflement de la face dorsale de la main constituent d'importants caractères ; on peut même ajouter que, pour un observateur peu attentif, la maladie semble se concentrer sur le dos de la main, tandis que les symptômes observés de ce côté ne sont qu'un épiphénomène peu important de la phlegmasie.

Si l'inflammation siége dans les articulations du poignet, comme cela arrive si fréquemment dans les rhumatismes, et notamment dans le rhumatisme mono-articulaire, le gonflement, qui peut, sans doute se propager à la paume de la main, reste surtout limité au poignet, et s'étale constamment sur le dos de la main. La douleur est aussi très intense en cet endroit, les doigts ne sont pas rétractés et le poignet est uniformément tuméfié.

Le diagnostic est, en général, très facile : le fait suivant vient suffisamment le démontrer. Des observations semblables ne sont pas rares; et si je rapporte celle-ci, c'est qu'elle porte avec elle son enseignement clinique.

Inflammation du poignet ayant simulé une inflammation profonde de la main. Deux vésicatoires, frictions mercurielles, bandage inamovible. — Guérison.

Jeune femme de vingt et un ans, domestique (salle Sainte-Catherine, 26, hôpital de la Charité, service de M. Velpeau), entrée le 2, sortie le 30 novembre 1852.

Cette malade est d'une bonne constitution; elle a toujours été bien réglée ; n'a pas de flueurs blanches.

Dans la nuit de dimanche à lundi, elle a été prise d'une douleur très vive dans le poignet gauche : cette douleur a persisté pendant toute la journée du lendemain ; du gonflement est survenu, et la malade est entrée à l'hôpital.

Aujourd'hui le poignet gauche est le siége d'une tuméfaction assez considérable qui s'étend sur tout le dos de la main jusqu'à la racine des doigts, et remonte jusqu'au quart inférieur de l'avant-bras. La peau est rouge ; la douleur est vive et s'exaspère par la pression. Les mouvements de l'articulation sont à peu près impossibles. Il n'y a pas de fluctuation. — Léger mouvement fébrile, un peu de céphalalgie et d'insomnie. — On entoure le poignet d'un vésicatoire. — Une portion.

6 novembre. — Le gonflement a diminué, la douleur est moins considérable. La rougeur a un peu disparu. Le dos de la main est toujours tuméfié.

L'état général est bon. Il y a un peu de constipation. — Frictions mercurielles. — Eau de Sedlitz.

8 novembre. — L'affection reste stationnaire depuis quelques jours. Il y a continuellement de la douleur et de la gêne dans l'articulation. — Deuxième vésicatoire.

11 novembre. — Il y a moins de gonflement, mais il ne disparaît pas rapidement. Un peu de rougeur et de chaleur.

14 novembre. — Le mieux continue. — Frictions avec l'onguent mercuriel.

15 novembre. — On met le poignet dans l'immobilité, au moyen d'un bandage dextriné qui s'étend depuis la partie inférieure du bras, embrasse le coude et va jusqu'à la racine des doigts. État général bon.

23 novembre. — Enlèvement du bandage. Il n'y a plus de gonflement, ni de douleur, ni de chaleur. — L'articulation est roide ; la flexion des doigts est difficile et douloureuse. — Bain.

27 novembre. — Il est survenu à la partie externe du poignet un peu de douleur et de rougeur, mais dans un espace peu considérable. Un peu d'insomnie et de malaise. — Cataplasmes.

30 novembre. — La malade est tout à fait mieux et sort de l'hôpital.

Si la phlegmasie s'étend à l'avant-bras, le membre est gonflé, très douloureux ; de même que pour le creux de la main, peu ou point de rougeur ; mais des symptômes généraux les plus graves : fièvre, agitation, délire, etc. On observe, en un mot, les signes du phlegmon diffus profond, bien différents de ceux que j'ai signalés précédemment, et qui marquent une inflammation du tissu cellulaire sous-cutané.

Enfin, dans les chapitres précédents, j'ai insisté sur le gonflement, sur la rougeur du dos de la main ; dans l'inflammation profonde occupant les coulisses tendineuses de la région palmaire, cette rougeur, ce gonflement sont peu marqués, s'ils existent, et n'ont qu'une importance tout à fait secondaire.

Il n'est pas difficile non plus de distinguer cette forme d'inflammation profonde de l'*inflammation profonde occupant le tissu cellulaire sous-aponévrotique.*

Arrêtons-nous un instant sur cette variété d'inflammation celluleuse profonde de la paume de la main. Après en avoir tracé les principaux caractères nous reviendrons sur les signes qui différencient ces deux espèces de phlegmasies.

Les auteurs n'ont point parlé de l'inflammation du tissu cellulaire sous-aponévrotique de la paume de la main, et cependant cette maladie mérite d'appeller l'attention des chirurgiens.

Je n'ai jamais vu cette inflammation débuter d'emblée dans cette région : elle succède quelquefois à un panaris, par un mécanisme que nous avons déjà indiqué, et revêt tout d'abord les caractères du phlegmon profond, soit à la main, soit à l'avant-bras, comme dans l'observation suivante :

Coupure au pouce; inflammation profonde se propageant à l'avant-bras, et pouvant simuler une inflammation des coulisses tendineuses. Vésicatoire volant, incision à la partie inférieure de l'avant-bras; cataplasmes, onguent de la mère. — Guérison sans roideur.

Malade âgé de trente-trois ans, journalier (salle Sainte-Vierge, 33, hôpital de la Charité), entré le 24 juin, sorti le 11 juillet 1852.

Cet homme, d'un tempérament sanguin, bien constitué, jouit ordinairement d'une bonne santé. — Le 20 juin, il montait un escalier en tenant une bouteille à la main; il perdit l'équilibre, tomba et la bouteille se brisa. Un morceau de verre pénétra dans la dernière jointure du pouce, à la partie interne. Le verre ne resta pas dans la plaie, mais il en sortit environ un verre de sang. La douleur fut très vive; le malade dut suspendre ses travaux, et, comme l'inflammation continuait à augmenter, il dut entrer à l'hôpital.

24 juin. — Le pouce paraît peu enflammé et n'est pas beaucoup plus gros qu'à l'état normal. La plaie a environ un centimètre dans le sens transversal, et semble assez profonde. Il en sort un pus blanchâtre assez bien lié; mais à trois travers de doigt de l'articulation du poignet, et sur le trajet du long fléchisseur du pouce jusqu'au coude, la peau est rouge,

enflammée, très douloureuse. L'inflammation et la douleur sont plus vives vers la partie la plus rapprochée du coude. L'enflure y est plus considérable, et l'on y constate même un peu d'empâtement. — Les mouvements sont pénibles, la fièvre intense et les souffrances assez fortes pour empêcher le sommeil. — Vingt sangsues sur la partie la plus enflammée, cataplasmes. — Une portion.

27 juin. — L'inflammation est toujours vive. Il y a un peu d'empâtement, mais pas de fluctuation sur aucun point. — Vésicatoire volant sur la partie interne et inférieure de l'avant-bras.

29 juin. — L'inflammation augmente à l'avant-bras. On continue les cataplasmes sur cette région et au pouce.

2 juillet. — Inflammation de plus en plus vive à la partie externe et inférieure de l'avant-bras. On constate une fluctuation abondante, quoique assez profonde.

M. Velpeau pratique une incision de 4 centimètres de long dans le sens vertical du membre, et de 2 centimètres de profondeur environ. Il sort abondamment un pus homogène, bien lié, grisâtre. — Cataplasmes.

3 juillet. — Le malade a mieux dormi que d'habitude; plus de fièvre. — Trois portions.

6 juillet. — L'inflammation a presque disparu, il n'y a plus de douleur; la plaie du pouce est cicatrisée. — Emplâtre d'onguent de la mère sur la plaie de l'incision.

11 juillet. — Le malade sort guéri, sans conserver de roideur dans les mouvements des doigts.

L'inflammation du tissu cellulaire sous-aponévrotique de la paume de la main peut survenir à la suite de l'inflammation profonde proprement dite, c'est-à-dire de l'inflammation des coulisses tendineuses; et elle se montre alors par deux mécanismes assez différents. Dans le premier, le tissu cellulaire s'enflamme par contiguïté, mais cet accident doit être excessivement rare ; dans le second du pus se forme dans la coulisse tendineuse; cette toile synoviale se rompt, et le pus se réunit en foyer dans le tissu cellulaire ambiant. — Dans ces deux circonstances que je me borne à mentionner, cette inflammation n'offre rien de remarquable; elle est la conséquence de l'inflammation des bourses séreuses des tendons, et les symptômes qui la caractérisent ne méritent pas de fixer l'attention, effacés qu'ils sont par des accidents plus graves et dont j'ai déjà donné la description.

Enfin cette inflammation du tissu cellulaire profond peut se montrer indépendamment de l'inflammation des coulisses tendineuses. La phlegmasie qui a envahi le tissu cellulaire sous-cutané, qui s'est étalée dans les espaces interdigitaux, passe sous les ponts tendus par les languettes de l'aponévrose palmaire ; elle se glisse dans cette région, suit les interstices celluleux qu'elle contreenr, et, le plus ordinairement, respecte les membranes synoviales.

Elle offre des symptômes importants à noter, et bien que je me propose de les rappeler en reprenant le diagnostic différentiel du phlegmon profond de la main, je crois utile de les indiquer ici.

Comme pour l'inflammation sous-cutanée, la paume et le dos de la main sont tuméfiés et rouges, mais la tuméfaction est plus prononcée. — Il n'y a plus de limites et les brides fibreuses ne circonscrivent plus l'inflammation. — Toute la main est tuméfiée, mollasse, fongueuse. — Les doigts sont étendus, et leurs mouvements ne sont pas très douloureux. — Le poignet, l'avant-bras restent assez longtemps intacts, mais quand l'inflammation a gagné les couches celluleuses de ces régions, le foyer a surtout pour lieu d'élection les bords cubital et radial; en un mot, les portions de l'avant-bras qui ne sont pas occupées par les toiles synoviales. Les mouvements des tendons, des muscles, des poignets, des doigts, produisent peu de douleur. — Les foyers purulents s'établissent assez promptement, et promptement aussi tendent à se faire jour à l'extérieur; ils sont en général multiples, et le pus qui s'en échappe est bien lié. La main, quand elle est seule malade, la main et l'avant-bras, quand l'inflammation est passée au delà du poignet, ressemblent à une éponge purulente. Si je reviens si souvent à cette comparaison, c'est qu'elle représente bien les altérations et l'état des organes malades.

Cette variété d'inflammation est importante à connaître, surtout à cause de son pronostic. Il est rare qu'elle soit suivie d'adhérences, et partant de roideur dans les doigts et de difficulté dans leurs mouvements. Et cependant la suppuration est abondante; il sort par les foyers purulents, de même que dans le phlegmon diffus, des pelotons de tissu cellulaire mortifié. Mais quand les foyers sont détergés, on reconnaît que cette inflammation est moins grave dans ses conséquences que si elle occupait les bourses séro-tendineuses.

J'ai vu dans le service de M. Velpeau (1858) un malade qui présentait une inflammation de toute la main, du tissu cellulaire sous-cutané, sous-aponévrotique, intermusculaire, intertendineux. La paume de la main ressemblait à une éponge pleine de pus ; les doigts n'étaient pas recourbés en crochet, mais toute la main était mollasse, fongueuse. M. Velpeau pratiqua sur différents points au moins cinq ou six incisions profondes et longues de plusieurs centimètres. — Par ces incisions on put extraire des lambeaux de tissu cellulaire mortifié et ressemblant à des pelotons de filasse. — La suppuration fut longue; le malade fut pris de frissons, mais heureusement ces frissons n'étaient point symptomatiques d'une infection purulente. Le malade sortit guéri de l'hôpital. — Au milieu de toutes ces altérations, les tendons furent respectés ; les doigts avaient conservé de la roideur, sans doute, mais cette roideur n'était pas aussi invincible que dans les cas où la maladie a envahi les coulisses fibro-synoviales. — Je n'ai pas revu le malade, mais je suis convaincu, si j'en juge par d'autres faits semblables que j'ai observés, que la main a pu, en grande partie, recouvrer ses mouvements et sa souplesse.

Chez un autre malade que j'ai vu à l'Hôtel-Dieu, dans le service de M. Laugier, au mois de mars 1858, les désordres étaient encore plus étendus. L'inflammation s'était propagée dans le tissu cellulaire profond de l'avant-bras, en respectant toutefois les coulisses synoviales. M. Laugier dut ouvrir plusieurs foyers profonds et circonscrits à l'avant-bras, en même temps qu'il pratiqua plusieurs incisions dans les foyers de la paume de la main. — Le malade est guéri, et il pouvait déjà, à sa sortie de l'hôpital, faire exécuter des mouvements assez étendus au poignet et aux doigts. Les tendons n'avaient pas contracté de larges adhérences, et les doigts étaient dans l'extension. — Je pense que le malade a pu, comme le précédent, échapper à la plus grande partie des affreuses conséquences du phlegmon dans les bourses séreuses de la paume de la main.

De l'abondance de la suppuration, et de son point de départ, de son siége, découlent deux indications thérapeutiques importantes : — il faut, de bonne heure, ordonner au malade un régime tonique : viandes rôties, œufs, côtelettes, vin de Bordeaux, vins généreux, etc. ; — il faut prendre de grandes précautions pour inciser les foyers purulents. — En général, les vaisseaux artériels sont refoulés à la face profonde de l'abcès, mais cette disposition n'est pas constante, et il ne faut pas perdre de vue les règles que j'ai indiquées plus haut, dans cette variété d'inflammation, encore plus que dans le phlegmon sous-cutané.

Revenons, maintenant, en peu de mots, au parallèle entre l'inflammation des coulisses tendineuses de la paume de la main et l'inflammation du tissu cellulaire sous-aponévrotique.

Dans la première, peu ou point de rougeur; dans la seconde, rougeur vive, gonflement occupant la face dorsale et les espaces interdigitaux. — Dans la première, rétraction des doigts, mouvements de ces organes très douloureux et même impossibles ; dans la seconde, le le jeu des tendons est à peine gêné, les malades eux-mêmes peuvent accomplir des mouvements (bornés, il est vrai) de flexion et d'extension. — Dans la première, le gonflement est uniforme, en plaque ; dans la seconde, le gonflement est plus marqué là où existe plus de tissu cellulaire; il ne remonte pas sous le ligament annulaire, et s'il gagne l'avant-bras, il est limité, circonscrit; il donne lieu à une série de foyers, le plus souvent sous-cutanés, rarement sous-aponévrotiques. — Les symptômes généraux sont bien moins intenses dans celle-ci que dans celle-là ; la suppuration arrive plus vite et, avec l'issue du pus, les symptômes généraux s'amendent. — Enfin, si la phlegmasie occupe d'abord le tissu cellulaire sous-aponévrotique, elle ne tarde pas à envahir le tissu cellulaire sous-cutané. L'inflammation, pour devenir superficielle, passe dans les espaces interdigitaux et de là dans le tissu cellulaire sus-aponévrotique, en suivant, en sens inverse, le chemin qu'elle parcourt pour se glisser des couches celluleuses sous-cutanées aux couches celluleuses profondes.

Avec cette inflammation profonde, la main ressemble à une éponge purulente ; elle peut déterminer sans doute, par voisinage, des adhérences partielles dans les coulisses synoviales et les tendons ; mais il n'est pas rare de voir se terminer les vastes suppurations sans laisser à leur suite de difformité indélébile.

Ces deux inflammations peuvent se combiner, se compliquer l'une par l'autre, succéder l'une à l'autre; la rétraction des doigts, le gonflement sous le ligament annulaire et à l'avant-bras, seront des signes à l'aide desquels on pourra aisément arriver à établir leur diagnostic.

L'inflammation palmaire profonde une fois reconnue, quel *traitement* convient-il de leur opposer?

Au *début*, insister sur les antiphlogistiques, sur les abortifs; — il faut tenter d'abord, par tous les moyens que l'on possède, d'enrayer l'inflammation : sangsues au poignet, frictions sur l'avant-bras et dans la main avec l'onguent napolitain; bains locaux longtemps prolongés, larges cataplasmes émollients; membre maintenu en élévation, compression méthodique et bien appliquée. Ce dernier moyen est souvent très efficace, mais il faut en surveiller attentivement l'emploi.

Pour les malades d'une forte constitution, chez lesquels on trouve une réaction bien prononcée, un pouls assez fort, il sera bon, il sera très utile d'avoir recours à une ou plusieurs saignées générales, suivant la marche et la gravité des symptômes généraux.

A l'intérieur, purgatifs énergiques; — opiacés s'il existe des phénomènes nerveux graves, de l'insomnie, du délire; — révulsifs cutanés, grands bains tièdes. Tels sont les moyens qui devront être promptement mis en usage.

Passé le premier septénaire, à moins d'indications spéciales, on n'aura plus recours aux sangsues, aux émissions sanguines, mais on insistera sur l'usage des bains généraux et surtout locaux, des cataplasmes émollients, des frictions avec l'onguent mercuriel, des purgatifs, des opiacés, si les phénomènes nerveux persistent.

S'il survient de la suppuration, faut-il pratiquer des incisions de bonne heure? faut-il, au contraire, attendre avant d'ouvrir les foyers purulents?

Il faut prendre bien garde que l'inflammation de ces poches séreuses donne lieu à une exsudation de sérosité qui pourrait faire croire à l'existence d'un foyer purulent; et que la suppuration arrive lentement dans cette variété de phlegmasie. Ces deux considérations ont une certaine importance pour la solution de la question que je viens de poser.

Il vaut mieux attendre, pour pratiquer l'ouverture de ces collections, que le pus tende à se faire jour lui-même, qu'il existe des foyers bien caractérisés; à moins toutefois que des symptômes d'étranglement, que des symptômes généraux graves ne forcent le chirurgien à intervenir plus vite.

Les incisions doivent être petites et faites avec les plus grandes précautions; les artères palmaires sont nombreuses, et il ne faut pas oublier leur disposition et les règles qui doivent guider le bistouri du chirurgien.

Au début, comme à la terminaison de cette inflammation palmaire profonde, il est une ressource thérapeutique importante : c'est l'application d'un large vésicatoire volant. Ce moyen précieux, dans une foule de maladies, vanté avec tant de raison par M. Velpeau, rend surtout de grands services dans la variété d'inflammation qui nous occupe.

S'il existait des foyers dans le tissu cellulaire profond; si l'on avait affaire à une inflammation occupant tout à la fois les poches synoviales des tendons et le tissu cellulaire sus- et sous-aponévrotique, il faudrait, bien entendu, et sans hésiter, ouvrir largement et de bonne heure les foyers purulents.

L'inflammation une fois dissipée, il s'est établi des adhérences; les doigts sont rétractés : que doit faire le chirurgien? Il faut, dans ces cas, beaucoup de soins, et agir avec beaucoup de précaution et de prudence.

Si l'inflammation en effet est à peine apaisée, et que l'on fasse des tentatives violentes pour obtenir le redressement des doigts, on court le risque de ramener une bouffée inflammatoire avec ses conséquences. Si l'on attend que l'inflammation soit complétement et depuis longtemps terminée, on a grande chance de rencontrer des adhérences solides et qui résistent à toute tentative pour les faire disparaître. D'un côté donc, dangers à courir en agissant trop vite; de l'autre, dangers encore en attendant trop longtemps.

Il est entre ces deux limites une règle de conduite prudente et sage, et qui mène aux résultats les plus sûrs.

Aussitôt que l'inflammation diminue, il faut songer aux adhérences et aux difformités consécutives des doigts. Il faut étendre doucement les doigts et les appliquer avec soin sur une planchette bien matelassée. On augmente graduellement cette extension, on la conduit aussi loin que les malades peuvent la supporter, et de cette manière on parvient, dans la presque totalité de ces maladies, à rendre aux doigts, sinon leurs mouvements et leur souplesse ordinaires, au moins assez de mobilité pour qu'ils puissent encore être de quelque utilité, quand la phlegmasie a disparu.

Que si l'on a négligé ce mode de pansement, il faut encore, dans la suite, chercher à obtenir l'extension des doigts, et à leur rendre le plus de mouvement possible. Si l'inflammation a disparu depuis longtemps, on peut, on doit même chercher à rompre, par la force, les adhérences qui retiennent les doigts dans leur position vicieuse, les maintenir ensuite sur une planchette, et combattre les accidents inflammatoires qui pourraient résulter de ces manœuvres.

C'est dans ces circonstances que l'on aura utilement recours aux bains locaux prolongés, aux bains de sang, aux douches sulfureuses, etc., pour ramollir les tissus et préparer la rupture des adhérences.

Quant aux accidents graves qui peuvent se présenter dans le cours de ces inflammations, nous allons essayer de les décrire avec soin.

TROISIÈME PARTIE.

COMPLICATIONS.

Le panaris et le phlegmon de la main peuvent être l'occasion ou le point de départ d'un grand nombre d'affections ou d'accidents divers, que nous allons brièvement passer en revue sous le titre général de *complications*.

Toutes les complications peuvent être classées en trois catégories distinctes :

A. — *Complications locales.*
B. — *Complications générales.*
C. — *Complications intercurrentes, ou de coïncidence.*

Dans la première classe sont rangées toutes les maladies locales liées intimement, par droit de voisinage, au panaris ou au phlegmon de la main : ainsi l'angioleucite, les diverses variétés de phlegmon, etc.

Dans la seconde, les accidents généraux graves, qui ont eu le phlegmon des doigts ou de la main pour origine, mais qui se sont manifestés par des troubles généraux, ou des symptômes éloignés du point de départ de la maladie : ainsi l'infection purulente, l'infection putride, le tétanos, etc.

Enfin, dans le troisième et dernier groupe sont classées les maladies qui, sans tenir directement à l'affection primitive, se sont développées chez un sujet déjà atteint de panaris ou de phlegmon de la main : ainsi la rougeole, la fièvre typhoïde, etc.

A. — Complications locales.

1. — L'*angioleucite* est sans contredit la complication la plus fréquente, et même constitue souvent un des degrés, une des phases de la maladie. Mais elle ne doit figurer comme complication que dans les cas où elle s'est étalée à l'avant-bras et au bras, et aux ganglions axillaires ou épitrochléens. J'ai parlé, chemin faisant, et à plusieurs reprises, de cette complication. Elle exige un traitement plus suivi : ainsi, des bains généraux, assez longtemps prolongés (deux heures et même davantage); les boissons acidules; les applications de sangsues, et même une saignée, si le sujet est fort et vigoureux ; un ou plusieurs purgatifs; des onctions mercurielles; la position un peu élevée du bras, la compression (moyen qui sera surtout utilement employé pour les complications dont je parlerai tout à l'heure); et pour nourriture, quelques bouillons ou de légers potages ; — en même temps des cataplasmes émollients. Grâce à ces moyens thérapeutiques, les

accidents s'arrêtent en général assez vite, en deux ou trois jours. Mais si le gonflement persiste, surtout au niveau des ganglions lymphatiques, il faut alors insister sur les cataplasmes, les onctions mercurielles, et attendre quelques jours encore. — Alors le chirurgien devra intervenir et ouvrir les foyers purulents.

Si le malade est faible ou épuisé, on aura recours aux toniques : vin de quinquina, vin de Malaga (quelques cuillerées par jour), etc.

S'il y a de l'insomnie, du délire, il ne faut pas hésiter à prescrire une potion, ou des pilules opiacées.

J'insiste sur l'angioleucite, malgré ce que j'en ai dit chemin faisant, parce que c'est une des complications les plus communes, et que l'engorgement ganglionnaire joue un grand rôle dans l'étude de certains panaris.

Si la cause qui a donné naissance au panaris peut faire craindre une intoxication (une piqûre anatomique, par exemple), l'engorgement ganglionnaire se montre de bonne heure, quelquefois six, douze, ou dix-huit heures seulement après l'accident, et même avant que les symptômes de panaris soient nettement caractérisés. J'ai vu même quelquefois le panaris s'arrêter dans son évolution, pour reprendre aussitôt que les accidents plus graves avaient cessé.

Il ne faut pas hésiter à couvrir de sangsues le membre et les ganglions malades; insister, en un mot, et très promptement, sur les moyens curatifs que j'ai décrits plus haut.

Il y a, dans ces circonstances, outre l'angioleucite, l'absorption d'un principe septique; mais plus on retarde l'évolution du travail inflammatoire, plus on retarde l'évolution de l'intoxication.

Aussitôt que l'on a reconnu que le traitement est insuffisant, il faut agir sur l'économie tout entière, et aux moyens déjà indiqués, à l'usage de certains toniques, surtout du vin de Malaga, appeler à son aide les excitants diffusibles, les sudorifiques, les diurétiques : acétate d'ammoniaque, 3 à 6 grammes dans une potion; éther, teinture d'aconit; digitale, etc. — On peut aussi prescrire avec quelque avantage un bain d'air chaud, qui provoque une sudation importante.

Ces moyens thérapeutiques que j'enregistre dès à présent trouveront aussi et surtout leur application, quand je parlerai de l'*infection putride*.

2. — L'*Érysipèle* est assez rare comme complication d'un panaris ou d'un phlegmon de la main. Il n'offre ici rien de particulier dans sa marche et son cortége de symptômes. — Seulement il s'arrête assez ordinairement au niveau de l'épaule et ne passe pas sur le tronc. — Il met, pour parcourir toute l'étendue du bras, un temps variable, trois à six jours, et quelquefois davantage. Il procède ici, comme ailleurs, par plaques successives. — On a quelquefois rencontré cet érysipèle grave, à teinte bronzée, que M. Velpeau a si bien décrit en parlant des accidents qui peuvent compliquer les plaies du sein, mais surtout dans les cas de panaris septique, c'est-à-dire de panaris ayant eu pour origine l'inoculation d'un principe toxique.

Ici comme dans l'angioleucite, il faut, s'il n'y a pas

de contre-indications, insister sur les antiphlogistiques, et surtout sur la saignée. — Je ne veux pas faire une énumération stérile de tous ces prétendus onguents ou pommades vantés par les charlatans, les commères, et quelquefois même par les médecins, et tout aussitôt retombés dans l'oubli, d'où il ne faut pas les tirer : il n'y a point de topique, connu jusqu'à ce jour, qui arrête l'érysipèle, et si l'on emploie certaines pommades, certains liquides, c'est plutôt à titre de moyen palliatif et pour faire cesser un peu la chaleur mordicante, halitueuse, intolérable pour certains malades. — Comme pommades, mentionnons la pommade au sulfate de fer, l'onguent napolitain, belladoné, la pommade à la litharge; — comme liquides, l'eau de sureau, l'eau de Goulard; — comme poudres, la poudre de riz, la poudre d'amidon, etc.

3. — *Phlegmons.* — Le phlegmon de l'avant-bras et du bras est une complication assez fréquente du panaris et du phlegmon de la main proprement dit. Il peut revêtir différentes formes.

a. Le *phlegmon circonscrit* de l'avant-bras simple, ou anthracoïde, peut survenir par simple propagation de l'inflammation dans les couches celluleuses sous-cutanées. Il suit sa marche ordinaire, et se termine comme dans les autres régions du corps.

Il réclame à son début les moyens thérapeutiques de l'angioleucite, et, quand le pus est formé, l'emploi du bistouri. On peut même, pour les accidents, avoir recours auxincisions *prématurées*, alors même que le pus est à peine formé et non encore réuni en collection. M. Velpeau est parvenu, dans certains cas, en agissant ainsi, à faire avorter un phlegmon en voie de formation, et ces incisions n'offrent, en toute circonstance, aucun danger. Mais pour être efficaces, elles doivent être assez profondes, et dépasser entièrement le derme.

b. Le *phlegmon diffus* constitue une des complications les plus graves du panaris. Il s'annonce ici par un cortége de symptômes graves, comme dans toute autre région, par un gonflement considérable, une rougeur terne et jaunâtre caractéristique.

Le phlegmon diffus est grave sans doute sur le dos de la main, mais il est bien plus grave encore quand il envahit l'avant-bras et le bras.

Les premiers symptômes de cette affreuse complication une fois reconnus, il ne faut pas hésiter à avoir recours à des moyens thérapeutiques énergiques : antiphlogistiques ; bains locaux et généraux ; purgatifs ; opiacés ; et surtout la compression bien faite et la position élevée du membre malade. — Si, au bout de vingt-quatre à trente-six heures, les symptômes ne se sont pas amendés, il faut, si la maladie semble rester stationnaire, insister sur la compression, si elle est bien supportéee, après avoir fait de larges onctions mercurielles. Si la compression est pénible, et semble exaspérer les souffrances, on peut avoir recours utilement à l'application d'un large vésicatoire volant, couvrant toute la partie malade. Ce moyen, tant préconisé par M. Velpeau, a rendu et rendra toujours d'immenses services.

Mais si les symptômes généraux vont en s'aggravant, que le gonflement augmente, le moment d'agir avec le bistouri est venu, et il faut pratiquer trois, quatre incisions, longues et profondes ; c'est la seule planche de salut que l'on puisse offrir au malade.

Je n'insisterai pas davantage sur cette complication, et je renvoie aux livres de pathologie qui traitent du phlegmon diffus.

c. A côté du phlegmon diffus sous-cutané, je placerai le *phlegmon profond de l'avant-bras*.

Le phlegmon profond *circonscrit* se montre assez fréquemment comme complication du phlegmon profond de la main. Il constitue, sans doute, un accident sérieux, mais dont on triomphe assez aisément par les moyens dont dispose la chirurgie. Il faut, quand ils sont formés, inciser les foyers, mais les inciser avec précaution. C'est souvent au niveau des artères radiale ou cubitale que l'on doit pratiquer les ouvertures, et il faut les faire avec prudence, en divisant les tissus couche par couche, jusqu'au foyer. Le chirurgien qui connaît bien la topographie anatomique de l'avant-bras, et exercé à la médecine opératoire, pratiquera sans crainte ces incisions ; mais pour le médecin peu habitué au maniement des instruments tranchants, c'est une opération sérieuse, et qui réclame la plus grande attention. Pour éviter tout danger, on peut, après avoir incisé les tissus jusqu'à l'aponévrose, déchirer l'enveloppe du foyer avec le bec d'une sonde cannelée mousse, et quand le pus s'échappe, glisser la sonde dans la cavité de l'abcès et inciser la poche sur la sonde cannelée, après s'être préalablement bien assuré des parties que l'on va diviser.

Ce phlegmon détermine assez souvent des adhérences entre les diverses couches musculaires, mais ces adhérences ne sont pas, en général, indélébiles. Si le phlegmon a succédé à une inflammation du tissu cellulaire profond de la main, la maladie peut guérir radicalement ; et au bout d'un temps assez long (deux à quatre mois au moins), la main, les doigts, ont recouvré leur souplesse normale. Mais quand cette complication est survenue à la suite d'une inflammation des coulisses tendineuses, elle n'ajoute aucune gravité à la maladie primitive, et la roideur persistante tient plutôt à l'affection des coulisses tendineuses qu'au phlegmon lui-même.

Si le phlegmon profond circonscrit n'est pas très grave, s'il peut être suivi d'une guérison radicale, en est-il de même du *phlegmon diffus-profond?* Heureusement cette complication est excessivement rare. L'inflammation arrive, en effet, lentement dans la profondeur de l'avant-bras, et ne donne pas lieu au phlegmon diffus. Mais quand il s'établit une pareille complication, on peut craindre les plus grands dangers, et la mort en est la conséquence presque inévitable.

Cet accident s'annonce par des symptômes généraux graves, et surtout par un gonflement considérable du membre, une tension extrême, une douleur intolérable, et peu de rougeur à la peau.

Deux moyens peuvent seuls être mis en usage avec efficacité : la compression et les incisions multiples, longues, profondes. — Si la compression n'amène pas d'amélioration dans l'espace de douze à dix-huit heures au plus, il serait dangereux d'insister davantage sur ce moyen, et il faut alors débrider largement le membre. La guérison, si elle est possible, est à ce prix. Je n'ai pas besoin d'ajouter qu'il ne faut pas hésiter à avoir recours aux antiphlogistiques.

d. Enfin, et pour en finir avec le phlegmon, je mentionnerai les *abcès tardifs* qui se montrent dans certaines circonstances. Ces abcès se forment, marchent lentement, et demandent, pour arriver à la suppuration, huit, quinze jours, et même davantage; ils constituent un des accidents de l'angioleucite. Ils sont remarquables par la lenteur de leur marche; ils sont nettement circonscrits, et donnent lieu à des symptômes de réaction peu intenses; leur pronostic n'offre aucune gravité.

Les résolutifs ont peu de prise sur eux; quand la fluctuation est nettement perçue, il faut les inciser. Les incisions prématurées, dans ces cas, n'auraient aucun résultat favorable. Ils constituent, je le répète, une complication, une des formes de terminaison de l'angioleucite, sur laquelle les auteurs ont eu le tort de ne pas insister.

4. — Les lésions qui vont nous occuper, et que l'on peut observer, à titre de complications locales ou de voisinage, ne nous arrêteront pas aussi longtemps que celles dont je viens d'esquisser à grands traits les principaux caractères.

On conçoit sans doute qu'il puisse se développer une *phlébite* avec toutes ses conséquences : mais je n'en ai pas rencontré, jusqu'à présent, un seul exemple. Les auteurs qui ont parlé de cet accident ont pu confondre les symptômes de la phlébite avec ceux de l'angioleucite ou de l'infection purulente. Je ne nie pas qu'il ne puisse survenir une phlébite, mais je ne connais aucune observation irréprochable où l'on retrouve cette affection nettement dessinée.

Du reste, la phlébite ne donnerait lieu ici, quant à ses symptômes, son diagnostic, son pronostic et son traitement, à aucune considération particulière.

5.— J'en pourrais dire autant de l'*artérite* et des autres lésions des artères. Je dois ajouter cependant que, par suite d'un travail ulcératif, provoqué par le voisinage d'un foyer purulent, ou par d'autres accidents locaux dont il sera bientôt question, les artères peuvent etre profondément altérées, ulcérés même, et ces ruptures devenir le point de départ d'une hémorrhagie abondante.

6.—Puisque je passe en revue les accidents de voisinage que l'on observe à titre de complications d'un panaris ou d'un phlegmon de la main, notons en passant les diverses variétés d'*arthrite* qui peuvent se rencontrer.

Tantôt c'est une véritable arthrite, une inflammation des articulations du poignet, ou des phalanges, ou des métacarpiens avec les os du carpe et les phalanges. Ces diverses phlegmasies déterminent des accidents caractéristiques : symptômes généraux plus graves; gonflement; douleurs spontanées, exaspérées par la pression, etc. — Le pronostic peut devenir très grave si ces arthrites deviennent purulentes, et le traitement doit être assez énergique. C'est surtout dans des cas pareils qu'il faut avoir recours à l'application de larges vésicatoires volants, couvrant toute la partie malade, et en dépassant même les limites. A ce moyen thérapeutique, on peut ajouter les onctions mercurielles, et quelquefois les antiphlogistiques généraux ou locaux (saignée, sangsues, etc.).

Tantôt, au contraire, il semble que le foyer purulent s'étende dans les articulations, sans provoquer de symptômes de réaction inflammatoire. Les os, les cartilages subissent certaines altérations qui les font ressembler à des os qui ont macéré dans l'eau.

Cet accident n'a pas été, je pense, décrit par les auteurs; il est presque toujours la suite, la conséquence d'un phlegmon profond de la main ou des doigts.

Dans ces cas, si l'on fait mouvoir les os les uns sur les autres, on sent un frottement vague, désagréable au doigt, comme si l'on faisait frotter l'un contre l'autre deux os d'un squelette. Ces mouvements ne sont ni douloureux ni pénibles pour le malade.

La première fois que j'ai observé ce symptôme, grande fut ma surprise. C'était sur un malade, qui était entré à l'hôpital de la Charité pour se faire traiter d'un phlegmon profond de la main, datant de plusieurs semaines. Il y avait à la main et au-dessus du poignet, plusieurs trajets fistuleux, par lesquels s'échappait un pus séreux, mal lié. — Je sentis, en explorant le poignet, et en lui faisant exécuter quelques mouvements, un frottement dur, rugueux profond, que je ne pouvais reporter qu'au frottement des os du corps les uns sur les autres. Le malade guérit au bout de plusieurs mois de séjour à l'hôpital, et je ne l'ai pas revu depuis. Il avait conservé une immobilité et une rétraction complète des doigts, que je crois indélébile.

J'ai observé, à la fin de l'année dernière (1858), dans mon service à l'hôpital Saint-Louis, pendant que je remplaçais M. le professeur Denonvilliers, un fait tout à fait semblable au précédent ; je le rapporterai plus loin, en parlant d'autres complications qui peuvent se présenter pendant la durée d'un panaris ou d'un phlegmon de la main. Le malade a succombé à ces accidents, et j'ai pu alors étudier le mécanisme de ces frottements dont j'avais gardé le souvenir.

En examinant la main et l'avant-bras, on observait diverses lésions peu importantes à signaler ici ; mais en faisant exécuter quelques petits mouvements au poignet, ou en faisant mouvoir le pouce sur l'os du métacarpe correspondant, ou encore, pendant que la main reposait sur le lit, en appuyant sur l'extrémité inférieure du cubitus, on éprouvait la sensation d'un frottement que je ne puis mieux comparer qu'au frottement de deux os desséchés l'un contre l'autre. Ces mouvements n'étaient point douloureux pour le malade, et il n'y avait, à la face postérieure du poignet ou de la main, aucun gonflement anormal, aucune trace de travail inflammatoire.

Cette complication doit constituer sans doute un accident grave ; cependant le malade de l'hôpital de la Charité a guéri, et celui de l'hôpital Saint-Louis a succombé à une affection toute différente de l'affection qui nous occupe.

Le traitement le plus rationnel me paraît devoir consister dans l'immobilité des parties malades et la thérapeutique des accidents concomitants.

7. — J'ai longuement insisté, chemin faisant, dans le cours de ce travail, sur les *nécroses* des phalanges, des métacarpeins, ou des tendons, et sur les indications thérapeutiques que peuvent réclamer ces diverses altérations ; je me borne à les rappeler ici.

Les nécroses des métacarpiens sont fort rares, et quand la maladie est bien limitée, il faut chercher à extraire les divers séquestres, et avoir même recours à une résection ; — tout tenter, en un mot, avant d'avoir recours à l'amputation du poignet. Quand la nécrose est bien limitée, c'est une maladie franchement locale, et qui se prête admirablement à toutes les opérations qui ont pour but de conserver le plus possible de parties environnantes (1).

(1) Il ne s'agit ici, bien entendu, que des *nécroses* résultant de l'extension d'un panaris ou d'un phlegmon de la main, au périoste voisin. Cette nécrose est une conséquence fatale d'un panaris de la pulpe (pour la phalangette), quand l'inflammation a pu se développer sans être enrayée dans sa marche ; elle arrive aussi fréquemment à la suite d'un panaris, et quelquefois d'un phlegmon profond de la main (pour les phalanges et les métacarpiens). Si je reviens sur ce

8. — *La pourriture d'hôpital* est sans nul doute une complication excessivement rare; mais l'observation suivante, qui est, à elle seule, en quelque sorte le résumé de tous les accidents que je viens de passer en revue, nous montre qu'elle peut se montrer dans certains cas, et, à ce titre, elle ne devait pas être oubliée.

J'en dirai autant de la *gangrène*.

L'observation que l'on va lire est une des plus curieuses que l'on ait pu recueillir. Le titre seul indique les lésions que l'on a rencontrées.

sujet, c'est pour insister encore sur le panaris périostique des auteurs, admis du reste par M. Velpeau. Je n'ai *jamais* rencontré un seul exemple de panaris périostique; je n'ai *jamais* vu la maladie débuter par le périoste pour s'étendre ensuite aux parties molles du doigt ou de la main. *Toutes les fois* que j'ai rencontré une nécrose, j'ai toujours pu remonter à l'origine du mal, et *toujours* j'ai pu acquérir la certitude que les parties molles avaient été primitivement le siége de l'inflammation.

Il peut se présenter sans doute des affections osseuses (ostéite, périostite, carie, spina ventosa, etc., etc.), mais ces maladies n'ont rien de commun dans leur marche et leur évolution avec les affections aiguës qui ont fait le sujet de ce travail. C'est à la face dorsale des doigts, ou des métacarpiens, que viennent s'ouvrir les abcès qui ont pour origine une affection osseuse résultant ou d'un coup, ou d'une violence extérieure, ou d'une affection générale; c'est à la face palmaire que se présentent les désordres qui accompagnent les altérations osseuses dans le panaris ou le phlegmon de la main. Je persiste donc à rejeter de la description des diverses formes de panaris ou de phlegmon de la main les panaris périostiques ou osseux. — C'est, je crois, pour n'avoir pas assez analysé les divers phénomènes de la maladie que les chirurgiens ont admis une forme de panaris dite périostique, même pour la phalangette.

Panaris du pouce gauche, causé par une piqûre d'aiguille; abcès multiples de la main se propageant dans les coulisses tendineuses du poignet et de l'avant-bras; phlegmon diffus de toute la main et de l'avant-bras. Pourriture d'hôpital compliquant les abcès de poignet et creusant les tissus vers l'artère cubitale; ulcération de cette artère; hémorrhagie grave, tamponnement, tourniquet; gangrène de la main et de l'avant-bras; amputation le 2 juillet. Menace de pourriture d'hôpital sur le moignon, le 1er août. Guérison.

C'est un blanchisseur; couché salle Sainte-Vierge, n° 41, dans le service de M. Velpeau (hôpital de la Charité), malade depuis deux mois et demi, entré le 25 avril 1851, sorti le 13 août, dans un état tel qu'on peut le regarder comme entièrement guéri.

Agé de cinquante-neuf ans, cet homme, d'une constitution forte, assez robuste, quoique d'un tempérament lymphatique, ayant joui d'une bonne santé pendant sa jeunesse, fit comme soldat la campagne de Russie; à son retour en France il continua à bien se porter : il eut quelques blennorrhagies à la suite d'excès vénériens.

Il y a environ deux mois et demi, le malade se piqua le pouce de la main gauche avec une aiguille. Il en résulta un phlegmon du doigt qui se généralisa très vite dans toute la main; il se forma des abcès sur la face palmaire du doigt et de la main, dont les uns s'ouvrirent spontanément et d'autres furent ouverts avec le bistouri, le gonflement persista et se propagea même dans l'épaisseur du poignet et dans l'épaisseur de l'avant-bras, à travers les coulisses synoviales. Le malade voyant son état s'aggraver se décide à entrer à l'hôpital.

État actuel. — 25 avril. — Phlegmon diffus de la main non traité ; le pouce, l'éminence thénar, le dos de la main, le poignet et tout l'avant-bras sont pris d'inflammation violente, on remarque de larges plaques rouges violacées alternant avec d'autres plus pâles. La main et le poignet sont criblés d'ulcères, d'abcès ouverts les uns spontanément, les autres avec le bistouri. Le pouce a été le point de départ de ces accidents inflammatoires, ce doigt paraît tout déformé, raccourci d'un quart environ ; il est rouge, très enflammé, douloureux. Sur la face palmaire on remarque trois ulcérations remplies de pus jaunâtre, un stylet introduit dans ces orifices fistuleux permet de s'assurer de la nécrose de la première phalange de ce doigt.

L'indicateur est rouge, fortement gonflé, très douloureux ; il est resté à demi fléchi, ulcéré à la face palmaire, mais il n'y a point d'apparence de nécrose de ses phalanges.

Sur la face palmaire du poignet, on remarque aussi plusieurs ouvertures fistuleuses laissant écouler une humeur purulente visqueuse, claire, filante ; en pressant de bas en haut la face palmaire de la main, on fait refluer de cette liqueur. Ces ouvertures paraissent communiquer largement avec les toiles synoviales tendineuses des tendons fléchisseurs des doigts au niveau du poignet.

L'inflammation propagée de la main à l'avant-bras

par ces coulisses, est très intense et prend les caractères du phlegmon diffus.

État général.—Le malade est profondément amaigri depuis le commencement de sa maladie, la face est pâle, jaunâtre; inappétence et soif vive, fièvre ardente, langue d'un blanc jaunâtre; constipation. — Cataplasmes sur le poignet, deux bouillons, une bouteille de Sedlitz.

29 avril. — Même état que les jours précédents. Apparition de plusieurs abcès fluctuants sur la face antérieure du poignet et sur la face antérieure de l'avant-bras. A l'aide de plusieurs incisions on donne issue à une masse de pus blanc jaunâtre, phlegmoneux, provenant de ces foyers ; après la sortie du pus, sortie de matière filante visqueuse comme de la synovie épaissie provenant des coulisses tendineuses. Diminution de la fièvre. Retour de l'appétit, ventre libre. — Cataplasme sur les abcès; une portion; huile de foie de morue à l'intérieur.

15 mai. — Cicatrisation de plusieurs petits abcès et gonflement considérable de toutes les parties enflammées. La main conserve encore un peu de rougeur violacée. Quelques petits abcès sont encore restés ouverts au-devant du poignet; par leurs ouvertures s'écoule une très petite quantité de pus, mais toujours un peu de synovie. Roideur très grande du poignet et des doigts, état général excellent; le malade se lève et se promène dans les salles; il se dispose à sortir de l'hôpital. — Cataplasmes; trois portions; huile de foie de morue; un bain.

25 mai. — Malaise général, frisson, inappétence,

soif vive, nausées sans vomissement, douleur sourde dans la main, mais au niveau des petites plaies, point de gonflement bien notable dans la main. Fièvre assez vive. — Cataplasmes ; diète.

26 mai. — Apparition d'érysipèle sur la main malade : toute la main, le poignet et l'avant-bras sont uniformément gonflés et présentent une rougeur diffuse ; la peau très tendue, luisante, comme vernissée, chaude, très douloureuse, et sillonnée de traînées rougeâtres, rubanées montant le long de la face interne du bras jusque dans l'aisselle, où elles aboutissent à des ganglions engorgés et douloureux. Les petits abcès de la face palmaire ne suppurent plus. Le malade a perdu l'appétit, il a de la fièvre, la peau chaude et sèche, la langue saburrale, de la céphalalgie. — Friction mercurielle sur la partie enflammée ; cataplasmes ; diète ; purgatif.

30 mai. — Apparition de phlyctènes sur le trajet de l'avant-bras ; le gonflement est un peu mou ; diminution des phénomènes généraux. — Application d'un large vésicatoire sur la face dorsale de l'avant-bras ; friction mercurielle sur la main ; cataplasmes ; deux bouillons.

10 juin. — Le gonflement persiste dans toute la partie malade de la main et de l'avant-bras. Le foyer de l'inflammation paraît être fixé dans les coulisses tendineuses des fléchisseurs. Au poignet, les abcès ouverts suppurent abondamment, la circonférence de leur bord est fongueuse, en forme de champignon mollasse, un peu grisâtre. Le malade a complétement perdu l'appétit, il a de la diarrhée, ne dort point pendant la nuit.

— Cataplasmes; frictions mercurielles; quart de lavement amidonné et laudanisé; eau de riz; deux bouillons.

15 juin. — Le gonflement des mêmes parties persiste, mais avec plus d'intensité au niveau de la face palmaire de la main et du poignet; aspect fongueux et grisâtre; des abcès fistuleux ouverts à cet endroit; plaques violacées sur la face dorsale de la main.

État général. — Le matin, peu d'appétit, fièvre continue, diarrhée persistante. — Même traitement. Bandage compressif sur l'avant-bras; le malade ne peut le supporter à cause de l'état violacé et bleuâtre de la main; enlèvement du bandage.

20 juin. — *Apparition de pourriture d'hôpital.* La plaie de la face palmaire du poignet est plus large, comme boursouflée en champignon et formant une large saillie au dehors, offrant un aspect mollasse, fongueux, grisâtre et d'une odeur extrêmement fétide; enduit comme visqueux et gris à la surface des chairs molles; douleurs variées dans le voisinage des parties; la peau à une rougeur violacée, pourprée; elle est dure, comme œdémateuse.

Le malade a perdu l'appétit, la langue est recouverte d'un enduit épais jaunâtre, le pouls est fréquent, petit, dur, un peu agité; insomnie; trouble dans toutes les fonctions. — Pansement avec jus de citron; limonade tartrique; vin de quinquina.

22 juin. — Agrandissement de la plaie qui occupe toute la face palmaire du poignet. Affaissement des chairs fongueuses élevées en champignon.

La chute des eschares en putrilage laisse à leur place une excavation assez profonde pour y loger une grosse noix, anfractueuse, à paroi inégale et creusant les tissus entre la peau et les os du carpe, vers le bord radial de la main et vers le bord cubital. Tous les tissus situés entre les téguments et les os du carpe sont réduits en putrilage et les tendons fléchisseurs sont flottants dans cette matière en décomposition. Cette vaste caverne est remplie d'une matière grisâtre, mollasse, exhalant une odeur infecte, gangréneuse, repoussante. Les bords cutanés sont épais, d'un rouge poupre ; si l'on enlève cette matière grisâtre, on aperçoit de larges et profonds clapiers creusés vers la face palmaire de la main, et se portant surtout vers son côté interne, communiquant jusqu'aux os du carpe qui sont à nu ; au-devant d'eux, on voit le paquet des tendons fléchisseurs des doigts flotter dans cette matière grisâtre. Ces tendons sont dépourvus de leur gaîne, exfoliacés, et ont perdu leur aspect argenté.

État général mauvais, pronostic très grave. — Introduction dans la plaie de bandelettes *imbibées* de teinture d'iode ; vin de quinquina, limonade.

25 juin. — Excavation profonde de la plaie au-dessous des téguments restés rouges, livides, durs ; dissociation complète des tendons fléchisseurs au milieu du pus grisâtre, sanieux, qui remplit la caverne anfractueuse.

État général inquiétant, trouble profond des fonctions ; insomnie, fièvre ardente, frisson passager ; Diarrhée abondante. — Même traitement.

26 juin. — Pendant la nuit du 25 au 26, hémorrhagie considérable par l'artère cubitale ; l'interne de garde est appelé, et il pratique immédiatement une compression à l'aide d'agaric et de charpie ; le malade a perdu environ quatre verres de sang.

Ce matin nous trouvons le malade fortement affaibli, pâle ; dans une sorte de tremblement continu depuis une heure, la peau est recouverte d'une sueur froide ; le pouls est petit, brusque, régulier cependant. La plaie est recouverte d'agaric maintenu par une légère compression. Les doigts et la face dorsale de la main sont gonflés, un peu violacés, d'une température peu élevée. — Une compression avec le tourniquet sera appliquée sur l'artère humérale, avec recommandation au malade de tourner la vis si l'hémorrhagie apparaît. — Limonade tartrique, vin de quinquina.

27 juin. — Nous trouvons le malade dans l'état suivant : la main fortement gonflée, noire et froide, l'avant-bras pareillement gonflé, froid, mais moins noir ; la peau de ce dernier est marbrée de noir, de brun ardoisé et de plaques rouge foncé. Cet état paraît tenir à deux choses : à la compression trop forte produite par le malade qui a tourné le tourniquet pendant la nuit, ou bien à un défaut de circulation dans la main par ulcération de l'artère cubitale, à la suite de la pourriture d'hôpital. — Arroser avec l'eau-de-vie camphrée la partie qui paraît sphacélée.

28 juin. — Le malade est faible ; la peau, les lèvres sont décolorées, d'une pâleur anémique ; la peau du visage est recouverte d'une sueur froide visqueuse ; le

pouls est petit, faible, dépressible, régulier cependant; la langue est blanche, humide; absence d'appétit, soif modérée, aucun trouble du côté du ventre. Le malade éprouve des douleurs vives dans toute l'étendue du membre supérieur gauche; ce dernier est gonflé dans toute sa longueur, mais surtout là où l'on a établi la compression du garrot. La main tout entière, les doigts et la moitié inférieure de l'avant-bras, sont gonflés, noirs, charbonnés, d'un froid glacial, en un mot entièrement sphacélés sur la moitié supérieure de l'avant-bras, un gonflement considérable présentant çà et là des ecchymoses et des phlyctènes roussâtres. Sur la main on aperçoit également des phlyctènes larges, froides, noires, dues à l'effet de la gangrène. — Même traitement.

30 juin. — Même état de gangrène. Une ligne irrégulièrement circulaire commence à dessiner la partie morte de la partie vivante. Aucun signe de vie dans les doigts, dans la main et dans la moitié inférieure de l'avant-bras.

M. Velpeau, avec toute sorte de précautions, propose au malade, comme seule chance de salut, l'amputation au tiers supérieur de l'avant-bras. L'opération est acceptée avec empressement.

2 juillet. — L'*amputation* est pratiquée au niveau de la réunion du tiers supérieur avec les deux tiers inférieurs par les méthodes circulaire et à lambeaux modifiés.

La faiblesse extrême ne permet point de chloroformiser le malade pour pratiquer cette opération.

Au moment de l'opération, les chairs sont molles, flasques, très pâles; mais peu à peu le sang afflue, au point même qu'à la fin de l'opération on a beaucoup de peine à l'arrêter. Pendant l'opération le malade a peu souffert; il est reporté dans son lit, mais il est très faible

Anatomie pathologique de la partie amputée. — Une dissection attentive de cette pièce permet de s'assurer que l'ulcération porte seulement sur l'artère cubitale, le bout central de cette artère est bouché par un caillot sanguin. L'artère radiale, dans la partie gangrenée, est remplie de caillots fibrineux, le reste de cette artère rempli de sang rouge.

En examinant les autres tissus, on remarque, au niveau du foyer de l'abcès palmaire, des fusées purulentes qui remontent, le long de l'avant-bras, dans les coulisses tendineuses et le long des étuis aponévrotiques des muscles de la face antérieure de l'avant-bras, jusqu'au niveau du point où l'avant-bras est amputé. On remarque de plus une infiltration manifeste de sérosité purulente entre ces coulisses et ces gaînes aponévrotiques. Le tissu cellulaire de l'avant-bras est tout infiltré, comme lardacé. Tous les tissus de la main complétement sphacélés, mortifiés, noirs.

3 juillet. — Ce matin nous trouvons le malade dans un état satisfaisant : il a été tranquille, il a peu souffert; la nuit a été bonne, bien qu'il n'y ait point eu de sommeil. Il n'y a presque pas de fièvre. La langue est rouge, gonflée, recouverte d'une fausse membrane. Cet état de la langue tient à une glossite mercurielle produite par l'effet de frictions mercurielles que l'on fit

au malade quelques jours avant l'apparition de l'hémorrhagie. — Gargarismes alumineux, deux potages, deux bouillons.

4 juillet. — Premier pansement. — La plaie du moignon offre un bon aspect : elle est rosée, la suppuration est modérée et de bonne nature.

L'état général du malade est plus satisfaisant, les forces semblent revenir ; le teint est moins pâle, moins terne, les lèvres sont plus rosées ; la langue est toujours gonflée, rouge et très douloureuse, ainsi que la bouche ; le pouls est presque normal. — Gargarismes alumineux, deux potages.

6 juillet. — Le malade va de mieux en mieux : il souffre peu ; il se plaint plus de sa stomatite que de son moignon.

La plaie est belle, peu douloureuse. Le teint du visage redevient meilleur, les lèvres sont plus colorées. Le malade recouvre peu à peu ses forces. Retour du sommeil. — Pansement simple. Même traitement.

10 juillet. — Les forces reviennent graduellement de jour en jour. Le malade est gai, il voit sa position s'améliorer chaque jour. Sa bouche est beaucoup mieux ; il en souffre peu. Il demande à manger.

La plaie est belle, elle suppure peu ; elle commence à se cicatriser régulièrement. Le malade mange bien, il dort bien. — Une portion d'aliments ; vin de Bordeaux.

15 juillet. — Le mieux se maintient. Constipation opiniâtre. La cicatrisation continue à s'opérer régulièrement sur le moignon. — Deux portions, vin de Bordeaux. Pansement simple ; 30 grammes d'huile de ricin.

21 juillet. — Depuis deux ou trois jours, le malade est un peu moins bien que la veille : il a perdu l'appétit et le sommeil; la langue est blanche, humide; le pouls est un peu accéléré.

Le moignon est gonflé, blafard, douloureux. Tout autour de la plaie la peau est pâle, œdématiée, infiltrée, luisante, la plaie ne suppure plus. Les bourgeons charnus de la cicatrice sont moins vermeils, plus pâles, plus mollasses. Aux deux extrémités de la cicatrice on remarque deux abcès. En pressant les lambeaux en ce point, on en fait sourdre un pus séreux et clair. — Deux bouillons; cataplasmes.

25 juillet. — Le malade est dans le même état depuis quatre à cinq jours.

La plaie reste toujours pâle, infiltrée; les lèvres de la plaie sont tuméfiées, boursouflées ; la suppuration est peu abondante, elle est aussi plus séreuse, plus fétide.

Le malade accuse des douleurs vives dans l'articulation du coude correspondant. Le bandage compressif du bras enlevé permet de voir sur le côté externe de cette articulation un abcès ouvert au niveau de la tête du radius avec décollement des tissus. Un stylet introduit dans différents sens avec beaucoup de ménagement ne communique point dans l'articulation. — Deux potages ; cataplasmes.

30 juillet. — Même état que précédemment. L'abcès du côté externe de l'articulation du coude est large, se présente avec des décollements assez étendus; dans les clapiers de cet abcès on aperçoit des flocons fibri-

neux flottant dans le pus, tenant à peine, et pouvant être extraits avec des pinces à pansement. — Même traitement; lavages avec le vin aromatique.

8 août. — État général meilleur : absence de fièvre, retour de l'appétit, retour du sommeil; la suppuration du moignon prend un meilleur aspect; l'abcès du côté externe de l'articulation semble vouloir se tarir. — Deux portions; vin de Bordeaux.

13 août. — Le malade est tout à fait bien. La plaie du moignon est cicatrisée au milieu; aux deux extrémités de cette cicatrice, on aperçoit les deux ouvertures des points abcédés.

L'abcès développé sur la face externe de l'articulation est en partie fermé. La santé générale est plus rassurante. Le malade reçoit la visite de ses parents; il désire retourner avec eux.

La sortie est signée le 13 août 1851.

B. — Accidents généraux pouvant compliquer le panaris ou le phlegmon de la main.

Je pourrais, sans doute, rappeler ici les symptômes généraux, fébriles ou gastriques, qui accompagnent le développement de l'angioleucite, de l'érysipèle, etc., mais j'ai assez parlé de ces complications, et je n'y reviendrai pas. Je veux surtout appeler l'attention sur des accidents généraux graves que l'on peut rencontrer dans le cours d'une des affections qui ont fait le sujet de ce travail.

1.—*Accidents nerveux.*—Ils sont variables suivant l'âge, le sexe, la constitution des malades, et surtout suivant la forme de la maladie. La douleur, modérée et supportable lorsque l'inflammation est superficielle, devient vive et violente, et même intolérable dans les autres formes de phlegmasie. On voit survenir de l'insomnie, de l'agitation, du délire, et même parfois des mouvements convulsifs. Il faut prendre garde à ces accidents qui pourraient déterminer des affections intérieures graves; et insister sur les opiacés, les antispasmodiques, l'éther, le musc, l'opium, etc., en même temps que sur le traitement local dont il a été suffisamment question; notons surtout les bains locaux à l'eau de guimauve et de pavot, les bains généraux longtemps prolongés, les cataplasmes faits avec la farine de lin et l'eau de pavot, arrosés de laudanum, les onctions avec l'onguent napolitain belladoné.

Ces accidents nerveux ont été parfois portés assez loin pour déterminer le *tétanos*. Cette complication est assez fréquente dans les pays chauds; elle est heureusement excessivement rare dans notre climat. C'est surtout dans ces circonstances qu'il faut insister sur les moyens thérapeutiques locaux et généraux que j'ai déjà étudiés. — On pourrait avoir recours à l'éthérisation.

2. —*Infection purulente.* — Si le tétanos est une complication redoutable, l'*infection purulente* est bien aussi dangereuse, et malheureusement plus commune.

Le premier cas que j'ai observé s'est présenté à

l'hôpital de la Charité en 1852. Ce fait m'a vivement frappé.

C'était un malade dans toute la force de l'âge, entré à l'hôpital pour un panaris sous-cutané assez insignifiant au début ; l'inflammation s'était propagée à la paume de la main. Il survint une hémorrhagie que l'on arrêta à l'aide d'une ligature, et quelques jours après ce jeune homme fut pris de frissons, de fièvre; les symptômes de l'infection purulente se dessinèrent de plus en plus, et la mort arriva une douzaine de jours après le début de ces accidents. — A l'autopsie, on trouva les lésions caractéristiques de cette intoxication. Du reste, voici l'observation telle que je l'ai recueillie au lit du malade :

Panaris sous-cutané de l'indicateur droit; extension à la paume de la main. Incision; infection purulente. Mort. Autopsie.

Malade âgé de vingt-cinq ans, serrurier, entré à l'hôpital de la Charité, salle Sainte-Vierge, n° 24 (service de M. Velpeau), le 19 avril; mort le 12 mai 1852.

Il y a cinq jours que ce jeune homme commence à éprouver une vive douleur à l'index, sans cause appréciable. Il n'y a en effet aucune trace d'écorchure; il est vrai que le maniement continuel du fer et des outils qu'exige sa profession est une cause facile d'irritation. Toujours est-il que le gonflement suivit de près la douleur, qu'il envahit promptement tout le doigt et même la paume de la main.

19 avril. — L'épiderme est décollé, M. Velpeau l'excise; de plus, l'inflammation est sous-cutanée, car il y a du gonflement, de la douleur, de la rougeur, surtout du côté du dos, plus que de la face palmaire du doigt. L'inflammation commence à s'étendre à la face dorsale de la main et le pouce est lui-même pris de tourniole. La coïncidence de ces deux panaris semblerait prouver que leur origine est *spontanée*. Réaction fébrile légère. — Cataplasmes.

20 avril. — L'inflammation fait de nouveaux progrès; elle envahit la paume de la main. M. Velpeau y pratique une incision et il sort plus de sang que de pus. La pression de la face palmaire fait sortir en arrosoir, à travers quelques orifices du derme qui se sont formés à la racine de l'index et à la deuxième commissure, une certaine quantité de pus infiltré. La fièvre a pris de l'intensité; le malade a des sueurs abondantes.

Ainsi la marche de l'inflammation a suivi les phases suivantes : sous-cutanée primitivement, elle est devenue sous-épidermique, enfin elle gagne le tissu cellulaire profond et arrive à la gaîne des tendons fléchisseurs. — Cataplasmes.

24 avril. — Cette gaîne est à nu. C'est alors que commencent à se calmer les progrès de l'inflammation et la réaction générale qu'elle produit. Il n'y a plus de fièvre; la main elle-même n'est plus gonflée. Le mal est borné à la plaie, mais celle-ci est profonde. On

retire quelques petits lambeaux de tissu cellulaire sphacélé, et c'est sans doute à une cause semblable qu'est due une hémorrhagie assez abondante qui se déclare dans la journée du 25 avril, et pour laquelle on est obligé de pratiquer une ligature. — Cataplasmes.

Il est à remarquer que c'est le cinquième jour après cette hémorrhagie que se montrent les premiers symptômes de l'infection purulente. Jusque-là il n'y a rien de notable.

30 avril. — La *fièvre* commence; elle devient plus intense le 1er mai, et elle s'accompagne de *frissons*, *chaleur* et *sueurs* qui durent à peine une heure, mais se répètent chaque jour plus souvent, de telle sorte qu'il est encore permis de croire à des accès de fièvre intermittente. — Sulfate de quinine, etc.

Le malade se plaint d'une douleur vive à l'épaule droite. — Cataplasmes sur l'épaule.

5 mai. — Cet état dure quelques jours avant de donner lieu à de nouveaux accidents; mais bientôt la *céphalalgie* devient très vive, en même temps que de la *diarrhée* et des renvois acides se manifestent. Il y a cette *stupeur* de la face qui caractérise si bien la fièvre typhoïde. L'examen de la poitrine révèle, comme dans celle-ci, du *râle sibilant* dans toute l'étendue des poumons. Mais le malade n'a pas éprouvé d'epistaxis; il n'a pas eu non plus de nausées, ni de vomissements, ni aucuns prodromes de l'érysipèle ; d'ailleurs le bras et la main n'en portent aucune trace; la plaie n'a pas changé d'aspect, elle est seulement plus douloureuse pendant les accès de fièvre.

6 mai. — La douleur à l'épaule augmente. — Vésicatoire à l'épaule.

7 mai. — La langue est chaque jour de plus en plus rouge à la pointe ; le 9 mai elle devient même *fuligineuse*. Voilà un ensemble de symptômes qui, joints à la difficulté de penser à une infection purulente dans un cas de suppuration spontanée, donnent tout à fait l'idée d'une fièvre typhoïde.

9 mai. — On reste dans cette incertitude jusqu'à ce jour, c'est-à-dire jusqu'à ce que l'on voie apparaître un symptôme important de l'infection purulente, l'*ictère*. Cet ictère coïncide lui-même avec l'apparition d'accidents les plus graves : ainsi le malade est dans la prostration, ses narines se couvrent de croûtes noires ; il a la voix et la langue tremblotante ; il a eu du délire la nuit ; son intelligence est paresseuse ; le pouls est petit, fréquent. De plus, il éprouve toujours sa douleur dans l'épaule droite ; il se plaint en outre de douleurs intérieures, surtout du côté de l'hypochondre droit. Enfin les autres signes d'un état typhoïde persistent, le râle sibilant dans la poitrine, la langue fuligineuse, etc.

10 mai. — L'ictère se prononce de plus en plus ; il prend une teinte terreuse ; les forces du malade s'épuisent, sa sensibilité s'émousse, car ses douleurs sont moins vives ; son pouls se ralentit.

11 mai. — Le malade, malgré une apparence d'amélioration, est beaucoup plus mal ; il ne se plaint plus de ses souffrances : il se croit mieux, il ne peut plus uriner, et il ne sent même pas qu'il a dans la

vessie deux litres environ d'urine qu'on lui retire par le cathétérisme.

12 mai. — Le soir on lui en retire environ un litre et demi, et autant le lendemain matin. Sa teinte ictérique est de plus en plus prononcée, et sa faiblesse au comble. *Il succombe le soir, à huit heures.*

Autopsie. — Abcès dans le foie assez nombreux; rien dans la rate ni dans le poumon. L'examen des veines du membre malade ne nous montre aucune trace de phlébite. Les veines de la main, les veines collatérales des doigts sont saines. La ligature est tombée depuis longtemps, et la petite artériole est oblitérée.

La coulisse tendineuse est saine. Il n'y a pas de pus, pas de fausses membranes. Le grumeau de tissu mortifié que l'on a extrait était sans doute un peloton de tissu cellulaire, car les coulisses tendineuses des doigts et de la main ne sont point altérées.

Au mois d'octobre 1858, j'ai observé un cas semblable dans mon service, à l'hôpital Saint-Louis. Les internes de l'hôpital m'ont cité alors deux autres cas d'infection purulente qu'ils avaient rencontrés dans le même hôpital : un l'année précédente, et l'autre à peu près à la même époque où s'est produit celui dont je viens de parler. Le voici en quelques mots :

Un malade, âgé d'une quarantaine d'années, habitant une ville de province, s'est présenté à ma consultation à l'hôpital Saint-Louis pour se faire opérer d'un can-

croïde sans complication, sans engorgement ganglionnaire, siégeant à la commissure labiale gauche.

Cet homme fut opéré deux jours après : le cancroïde fut cerné par deux incisions semi-elliptiques, et enlevé très rapidement. La plaie fut réunie sans difficulté à l'aide d'une suture entortillée. Trois jours après, toutes les épingles étaient enlevées et la cicatrisation complète. Le malade devait quitter l'hôpital le lendemain matin.

Grande fut ma surprise quand j'appris, au moment de ma visite, que le malade avait été pris dans la journée d'un violent frisson avec claquement de dents, suivi de chaleur, de sueur. Je le trouvai agité et anxieux; le pouls était fréquent et plein; la chaleur de la peau halitueuse; un peu de tremblotement dans les lèvres.

Depuis quelques jours j'avais observé dans les salles des érysipèles survenus à la suite de plaies les plus simples, et même deux cas d'infection purulente. Je songeai de suite à cette terrible maladie; mais quel était donc le foyer d'infection?

La plaie résultant de l'opération était complétement cicatrisée; mais en explorant les diverses régions du corps, je vis le doigt indicateur droit recouvert d'un morceau de toile. Le malade, qui ne s'était pas plaint de souffrir de ce doigt, nous apprit que quinze jours auparavant il avait eu un panaris qui s'était ouvert spontanément. En effet, il y avait eu panaris de la pulpe avec nécrose limitée de la phalangette. Le pus qui s'échappait des trajets fistuleux était mal lié, et les bourgeons charnus d'aspect blafard.

Le frisson se reproduisit le lendemain, puis à plusieurs reprises les jours suivants, et le malade succomba avec tous les signes de l'infection purulente : frissons répétés, ictère, douleur dans la région hépatique, etc., cinq jours après le début de la maladie, et malgré tous les moyens thérapeutiques que nous avions pu mettre en usage : sulfate de quinine à haute dose, teinture d'aconit, vin de quinquina, digitale, tisanes et sels diurétiques, juleps opiacés, révulsifs, vésicatoire volant sur l'hypochondre droit, etc. — Nous n'avons pas pu pratiquer l'autopsie.

Ainsi le panaris ou le phlegmon de la main peuvent se compliquer d'infection purulente. Ce fait me paraît hors de toute contestation. Aussi le chirurgien doit-il, en présence d'un frisson intense, suivi des divers stades caractéristiques des accès fébriles pernicieux, prêter une grande attention et examiner avec soin l'état de la plaie. En général, celle-ci prend une teinte grisâtre, et les symptômes généraux sont très alarmants. Si le frisson ne se reproduit pas dans l'espace de quarante-huit heures, il y a tout lieu d'espérer qu'il ne s'agit pas d'infection purulente ; mais il ne faut pas s'endormir dans une sécurité trompeuse, parce que le frisson a disparu et que le malade paraît avoir repris sa gaieté. — Il faut explorer avec soin la plaie et les environs, et si l'on ne trouve rien pour expliquer le frisson, il faut attendre plusieurs jours au moins pour être tout à fait rassuré.

Pendant ce temps il faut agir, mais malheureusement, si l'on a affaire à une infection purulente, il y a tout lieu de craindre que tous les moyens thérapeutiques échoueront contre cet empoisonnement. Le sulfate de quinine à haute dose (1 gramme, 1gr,50 par jour), la teinture d'aconit, qui a eu quelque réputation comme moyen curatif de l'infection purulente (à la dose de 2 à 5 grammes), l'acétate d'ammoniaque (4 à 6 grammes) mêlé à la potion d'aconit, les sinapismes, les bains sulfureux, les boissons acidulées, les topiques excitants sur la plaie (baume du commandeur, styrax, teinture d'iode, etc.), tels sont les moyens qui ont été vantés et souvent mis en usage.

3. — L'*infection putride* ne nous arrêtera pas longtemps. En général, cette intoxication, moins dangereuse que la précédente, puisqu'elle offre quelque chance de guérison, survient chez des malades épuisés par une longue suppuration, affaiblis, anémiés; puis chez des sujets atteints de phlegmons profonds de la main, avec développement de foyers purulents à l'avant-bras. Je n'ai vu qu'une fois cette complication, encore s'est-elle montrée chez un malade dont nous rapporterons plus loin l'observation, et qui présentait à sa mort d'autres altérations dans d'autres régions du corps.

L'infection putride s'annonce par un cortége de symptômes assez différents de ceux de l'infection purulente : le frisson initial manque quelquefois, ou du moins est moins intense; il survient de la diarrhée, des sueurs abondantes; le lit du malade laisse exhaler une odeur pénétrante; le pus est mal lié, infect; les plaies grisâtres, fongueuses, etc. En un mot, on observe les symptômes ordinaires de cette maladie, et nous n'avons pas l'intention d'en donner une description détaillée.

Le pronostic de cette complication n'est pas aussi grave que celui de l'infection purulente, et les moyens thérapeutiques sont de deux ordres : les uns s'adressent à l'état général, les autres à l'état local, à la plaie elle-même.

Pour les premiers, il faut citer et mettre en première ligne le sulfate de quinine, la digitale, les vins généreux (vin de Malaga, de quinquina, etc.), les purgatifs salins, les diurétiques.

Pour les seconds, il faut faciliter l'écoulement du pus à l'aide de contre-ouvertures pratiquées dans les points déclives; faire des lavages dans les foyers purulents avec l'eau de chaux, l'eau de Goulard, la décoction de quinquina, la teinture d'iode. — Je n'ai pas eu occasion d'avoir recours à ces moyens thérapeutiques dans des cas de panaris, mais je les ai employés avec succès dans d'autres circonstances : ainsi, pour des abcès profonds de la cuisse, de la cavité pelvienne, etc. — Je me suis toujours bien trouvé de l'emploi des sétons, et surtout des tubes-sétons, dont je ne puis trop recommander l'usage aux praticiens. Ce moyen, vanté avec raison par M. Chassaignac sous le nom de *drainage chirurgical*, a rendu et rendra d'immenses services dans les cas de foyers putrides et d'empoisonnement par les liquides décomposés contenus dans ces foyers. — J'ai apporté aux tubes de M. Chassaignac une modification qui peut avoir, je crois, quelque utilité. Au lieu d'employer des tubes de caoutchouc criblés de trous dans toute leur longueur, je fais usage de tubes qui portent seulement à leur partie moyenne trois ou quatre trous à quelques millimètres de distance les uns des autres. Ce tube ne laisse pas séjourner de pus dans le foyer et permet de pratiquer des injections avec les liquides que je viens d'indiquer (1).

C. — Complications intercurrentes ou accidentelles.

Les malades atteints de panaris ou de phlegmons de la main sont sujets à toute sorte d'affections intercurrentes; j'ajouterai même que la douleur, la suppuration longtemps prolongée, a déterminé l'affaiblissement de la constitution et les a rendus, en quelque

(1) L'opération nécessaire pour introduire ces tubes est des plus simples. Il suffit de pousser, par une des ouvertures du foyer, la canule d'un trocart droit ou courbe, et d'en appuyer l'extrémité dans le point du foyer le plus déclive, d'étudier avec soin la position de cette extrémité de la canule, et les organes qui peuvent se trouver entre elle et la surface extérieure du membre, puis de pousser, par cette canule, le poinçon du trocart. Une fois les parties molles traversées, la tige du trocart est retirée, un stylet armé d'un fil est glissé dans la canule, la canule est retirée elle-même, et le fil sert à passer le tube-séton.

J'ai vu, dans plusieurs circonstances, et pour les maladies dont il a été question, des foyers se déterger en moins de vingt-quatre heures, et tous les accidents d'intoxication disparaître promptement.

sorte, plus aptes à contracter les maladies régnantes, ou toute autre sorte de complications.

Je ne m'arrêterai pas longtemps sur ce sujet, et cependant je ne pouvais pas laisser de côté ces complications. Elles peuvent jouer un rôle important dans la marche du panaris et du phlegmon de la main, dans la cicatrisation des plaies, etc.

1. — Je placerai d'abord l'*ictère*. Cette affection peut se montrer dans le panaris et le phlegmon de la main, comme dans toute autre affection chirurgicale; mais elle mérite d'autant plus d'être mentionnée, que certaines maladies graves peuvent se compliquer d'ictère, et partant simuler ou faire craindre une infection purulente ; cependant, dans l'ictère simple, ainsi qu'on peut le voir dans l'observation suivante, on ne voit aucun des symptômes alarmants (fièvre, frisson, chaleur, etc.) que nous avons indiqués pour l'infection purulente.

Panaris à la face dorsale de l'index; cataplasmes; foyers purulents; plusieurs incisions. Guérison avec roideur du doigt. Ictère non dissipé entièrement au moment de la sortie du malade.

Malade âgé de trente-cinq ans, vitrier, couché salle Sainte-Vierge, n° 20 (hôpital de la Charité, service de M. Velpeau). — Entré le 22 avril, sorti le 11 juin 1853.

Cet homme nous apprend qu'antérieurement à cet accident il a joui d'une bonne santé; il est grand, bien constitué, et ne présente aucune trace de débilitation.

Pour ce qui a trait à la maladie qui le fait entrer à l'hôpital, il nous apprend qu'il y a un mois environ, il s'est piqué avec un fragment de verre. La plaie était située sur la face dorsale de l'index de la main gauche, au niveau de l'articulation de la première phalange avec la deuxième. Cet homme nous assure qu'il n'est pas resté de fragment de verre dans la plaie, que l'accident a été produit par une lame d'une certaine étendue, et que l'angle sur lequel le doigt avait porté avait conservé une intégrité parfaite. Dans les premiers jours, la plaie qui ne paraissait pas très profonde, n'a produit aucun phénomène; et le malade a pu continuer ses occupations. Trois ou quatre jours après, il a été fort étonné de voir que cette plaie, entièrement oubliée jusque-là, loin d'être fermée, était rouge, ouverte, en même temps que l'aisselle était douloureuse. Le doigt a continué à enfler; il y a eu un peu de fièvre, et on a enveloppé le doigt de cataplasmes de graine de lin. — Au bout de quelques jours, un médecin, appelé en consultation, a pratiqué une incision : il s'est échappé du pus, et le malade a été promptement soulagé. Toutefois, cette ponction était à peine cicatrisée, que le doigt a enflé de nouveau. Un deuxième abcès s'est formé, il a été également incisé. Cette fois il n'y a pas eu de gonflement du doigt; la suppuration a duré plus longtemps, mais sans être très abondante.

A son entrée, cet homme nous déclare que c'est la persistance de la suppuration qui l'a fait venir. On constate que le doigt est volumineux, roide, peu douloureux; le gonflement gagne un peu sur le dos de la main, au niveau du deuxième métacarpien. — Au niveau de la première phalange et sur la face palmaire, on constate un empâtement assez considérable; sur la face dorsale il existe une ouverture déjà recouverte de végétations charnues; en pressant sur la face palmaire du doigt il sort par cette fistule un liquide séreux, blanchâtre mal lié; le malade dit ne pas éprouver de douleurs bien vives.

Dès le jour de son entrée, il a été pratiqué une incision sur la face palmaire de l'index : il est sorti du pus mal lié et en petite quantité. Dans les jours qui ont suivi, la plaie qui occupait la face dorsale s'est rétrécie peu à peu, la sécrétion purulente qui se faisait par cette ouverture a cessé complétement, et la cicatrisation a été obtenue promptement. Mais, en revanche, l'incision pratiquée à la face palmaire a persisté; l'écoulement était peu considérable, mais constant. — Cataplasmes.

15 mai. — Une nouvelle exacerbation du mal a eu lieu, un nouvel abcès qu'il a fallu inciser s'est montré sur la face externe de l'index, en arrière de la première incision, qui persiste toujours à l'état fistuleux. Le pus a présenté les mêmes caractères. Le stylet pénétrait jusqu'à l'os dénudé.

30 mai. — La paume de la main, au niveau de l'articulation métacarpo-phalangienne présente un peu de gonflement, peu de douleur; la peau, macérée par les cataplasmes, s'est dépouillée de son épiderme et

offre une coloration blanchâtre. La palpation fait constater un soulèvement des parties molles de la paume de la main; et en pressant un peu fortement vers la partie antérieure de l'index, on fait sortir par les fistules qui ont succédé aux incisions des divers abcès, un pus qui présente toujours les mêmes caractères. Une nouvelle et dernière incision est pratiquée au point correspondant à l'empâtement. Cette incision a donné issue à une quantité assez notable de pus mal lié. Après cette incision, les fistules se sont promptement fermées; la quantité de pus que cette dernière contre-ouverture donnait a diminué assez rapidement. Le doigt a perdu de son volume. La petite plaie s'est elle-même fermée. Le doigt est guéri, mais avec une immobilité assez prononcée dans l'articulation phalangienne et métacarpo-phalangienne; le doigt est roide et droit dans l'axe antéro-postérieur de la main, mais on peut sans trop de douleurs lui faire exécuter quelques mouvements.

Cet homme n'a présenté, dans les premiers temps, aucun phénomène général. Les accidents ont été toujours purement locaux. Seulement, vers la fin de la maladie, il est survenu sans causes appréciables, du moins avouées par le malade, un ictère très intense, ne s'accompagnant d'aucune douleur du côté de l'hypochondre droit. — Le malade n'a point présenté de fièvre; la constipation a été rebelle, l'appétit perdu, la langue blanchâtre; les conjonctives jaune-citron, de même que les gencives, dans les premiers moments. Les urines étaient fortement bilieuses, et bientôt tout le corps a présenté une coloration jaune-citron uniforme.

Cet homme s'en va guéri de sa maladie chirurgicale, mais l'ictère est encore dans toute son intensité.

Cette observation est intéressante à plusieurs points de vue. Le phlegmon a eu son point de départ à la face dorsale de l'indicateur; il est survenu plusieurs foyers sous-cutanés à la face palmaire; — le doigt a conservé de la roideur, parce que, à la face dorsale, les tendons ne sont pas aussi efficacement protégés qu'à la face palmaire par les aponévroses et les coulisses synoviales. Mais aussi cette roideur n'est pas indélébile. Chez plusieurs malades, je l'ai vue disparaître quelques semaines après la guérison des foyers purulents, et je suis convaincu qu'il en a été ainsi chez ce malade, que nous n'avons pas revu depuis sa sortie de l'hôpital; je me fonde, pour soutenir cette opinion, sur la possibilité de faire exécuter sans douleur quelques mouvements, ainsi qu'on l'a constaté à la sortie du malade.

Dans des circonstances semblables (qu'on excuse cette courte digression), il faut faire exécuter au doigt des mouvements forcés, le fléchir et l'étendre brusquement, afin de rompre les adhérences qui sont déjà presque organisées. — On ne court pas les mêmes risques et l'on ne rencontre pas les mêmes difficultés qu'à la face palmaire, au sein de grandes et importantes synoviales.

Enfin cette observation nous rappelle tout naturellement des accidents bien plus graves d'intoxication sur lesquels nous avons insisté, mais qui s'accompagnent d'un cortége symptomatique assez tranché.

2. — *Fièvre typhoïde, fièvres éruptives, douleurs rhumatoïdes pleurodyniques, etc.* — Je me bornerai à mentionner la fièvre typhoïde, la pneumonie, les fièvres éruptives et les furoncles multiples, etc. — Je possède plusieurs observations intéressantes : l'une, entre autres, dans laquelle le malade avait une forte brûlure à l'épaule. — Quant au fait suivant, il vaut bien, je crois, la peine d'être connu :

Panaris à l'annulaire droit; douleurs rhumatismales à l'épaule, au cou, à la poitrine.

Malade âgé de cinquante-huit ans, couché salle Sainte-Vierge, n° 15 (hôpital de la Charité, service de M. Velpeau). Entré le 6 mai, sorti le 23 mai 1852.

Il y a huit jours, cet homme se fit une piqûre d'épine d'acacia au niveau de la deuxième phalange de l'annulaire de la main droite; il continua à travailler sans mettre ce doigt à l'abri de l'action des corps extérieurs ; tout le doigt devint, de proche en proche, le siége d'un gonflement assez considérable, qui gagna rapidement toute la main.

6 mai. — A l'entrée du malade à l'hôpital, il y a un dégorgement manifeste ; car il est sorti une grande quantité de pus et de sang par une ouverture spontanée qui s'est faite cette nuit à l'endroit de la piqûre, sans

doute sous l'influence des cataplasmes que le malade emploie depuis deux jours. Les douleurs sont aussi moins vives; elles arrachaient des cris au malade. Il y a encore de la fièvre ; la langue est rouge, et cet homme est dans une anxiété très grande, peu en rapport avec l'état local de son mal.

Le gonflement occupe bien en effet toute la face dorsale de la main; mais c'est plutôt un œdème sous-cutané qu'une inflammation vive. Il n'y a pas d'induration, pas de tendance à la suppuration. La face palmaire n'est pas non plus vivement enflammée; aussi M. Velpeau ne pratique-t-il pas encore d'incisions. La suppuration sort assez librement par l'ulcération du doigt annulaire ; celui-ci seul, d'ailleurs, est le siége d'une inflammation intense : il est rouge, tuméfié, douloureux ; les autres sont sains. Le stylet introduit par la plaie n'atteint pas l'os, et la gaîne des tendons fléchisseurs elle-même ne semble pas prise. Les ganglions lymphatiques du membre ne sont pas engorgés. — Cataplasmes ; purgatifs.

7 mai. — Tout cela explique difficilement la complication générale dont ce malade est atteint : ainsi la fièvre persiste, il survient des *frissons*, de l'oppression, de la toux et une céphalalgie intense.

10 mai. — L'exploration de la poitrine ne révèle encore rien, si ce n'est que la dyspnée et l'oppression augmentent, qu'il y a de la matité à droite inférieurement; le bruit respiratoire est nul dans le tiers inférieur; pas de bronchophonie, ni râles. Il y a un commencement d'épanchement.

12 mai. — De plus il est survenu un torticolis et de la constriction à la gorge. — Vésicatoire au-devant du cou.

15 mai. — Le poumon gauche semble aussi se prendre d'engouement, tandis que le poumon droit est beaucoup mieux. — Looch; oxyde blanc d'antimoine, 4 grammes; sirop diacode, 30 grammes.

Le vésicatoire a diminué les douleurs au cou, mais cette constriction de la gorge persiste en même temps que des douleurs dans les parois thoraciques et l'épaule droite; aussi la dyspnée est-elle très vive. Il y a aussi dysphagie, constipation. — Purgatif.

Au milieu de ces souffrances, le malade ne se plaint pas de la main; il regarde son mal comme ayant peu d'importance; le doigt est violacé. — Vin de Bagnols, 125 grammes.

19 mai. — Il n'y pas trace de gangrène : tous ces symptômes alarmants *se sont amendés*, *lentement* il est vrai, mais sans presque entraver la marche du panaris. Ainsi M. Velpeau a fait une incision à la paume de la main au niveau de l'articulation métacarpo-phalangienne; il est sorti peu de pus, mais du sang. La gaîne des tendons n'a pas été envahie par la suppuration, mais le gonflement s'est accru légèrement du côté de la face dorsale, M. Velpeau y fait deux incisions. Il y a un peu de rougeur à la partie inférieure de l'avant-bras, mais elle se dissipe rapidement.

Les cataplasmes continués, les frictions mercurielles amènent en moins de quinze jours la résolution de cette sorte de phlegmon diffus de la main. Mais le doigt demande plus de temps à guérir; l'épiderme soulevé par la suppuration est enlevé, et le derme se détruit par petites plaques; on voit se développer des bourgeons charnus, et la plaie est en bonne voie de cicatrisation lorsque le malade demande à sortir le 23 mai. — Cautérisation au nitrate d'argent.

L'état général est complétement amélioré depuis six jours.

3. — D'autres fois, la maladie n'existe qu'à l'état de simple coïncidence. En même temps qu'un malade est atteint d'un panaris, il peut offrir d'autres altérations dans d'autres parties du corps. Ainsi, comme dans l'observation qu'on va lire, il existe simultanément un panaris ou un phlegmon de la main et un *abcès dans d'autres régions du corps*. Je signale ce fait parce que, chaque fois qu'on voit se développer en même temps plusieurs suppurations, il faut rechercher si les divers foyers ne sont pas liés à un même état général, aux mêmes accidents diathésiques.

Panaris sous-cutané du pied droit; incision, cataplasmes; abcès de la cuisse; vésicatoire volant, frictions mercurielles, incision, cataplasmes. Guérison après dix-neuf jours de séjour à l'hôpital.

Malade âgé de cinquante-trois ans, salle Sainte-Vierge, n° 49 (hôpital de la Charité, service de M. Velpeau). Entré le 15 avril, sorti le 4 mai 1852.

C'est un homme fort bien constitué.

Il y a huit jours, sans cause appréciable, il a ressenti des élancements dans la paume de la main droite, puis du gonflement apparent. Une petite incision fut faite, et ne donna issue qu'à un peu de sang. Des cataplasmes furent ensuite appliqués, mais le gonflement et la rougeur augmentèrent, le travail ne put être continué, et le malade fut obligé de venir à l'hôpital.

Le pouce de la main droite est beaucoup plus volumineux que celui du côté opposé ; mais la tuméfaction ne dépasse pas l'articulation métacarpo-phalangienne. L'avant-bras et le poignet ne présentent pas d'empâtement. En même temps la peau est rouge, tendue, luisante. La température des téguments est élevée ; le malade éprouve des élancements de temps en temps. La fluctuation n'est pas évidente.

En même temps il y a un peu de réaction fébrile : le pouls est fréquent et plein, la soif vive ; la peau est chaude, la langue est blanche ; il n'y a pas d'appétit ; les selles sont normales. Le sommeil manque complétement.

Une incision longitudinale de deux centimètres d'étendue, et assez profonde, est pratiquée au niveau de la face palmaire de la première phalange du pouce. Il sort une assez grande quantité de sang pur, et pas de matière purulente. — Cataplasmes, deux bouillons, deux potages.

Le malade a aussi, vers la partie moyenne et antérieure de la cuisse gauche, une tumeur faisant peu de saillie au-dessus des téguments, de la largeur de la paume de la main. Cette tumeur n'est pas rouge, elle est indolente et ne présente pas de signes de fluctuation. Le malade dit que ce gonflement est survenu à la suite d'un coup qu'il a reçu il y a quelques jours. — Vésicatoire volant.

19 avril. — Le gonflement du pouce est limité à la deuxième phalange; il y a moins de rougeur et de chaleur; la suppuration est abondante. Les mouvements du poignet s'exécutent parfaitement et sans douleur. La tumeur de la cuisse est dans le même état. Il n'y a pas plus de fièvre; le pouls est normal; la peau est fraîche. L'appétit est revenu; le malade a un peu dormi. — Une portion.

21 avril. — L'épiderme du pouce est en partie enlevé à la face palmaire de la première et de la deuxième phalange; le gonflement a beaucoup diminué; la douleur a disparu; la suppuration est moins abondante; mais la tumeur de la cuisse est devenue rouge, douloureuse, empâtée. — Frictions mercurielles; cataplasmes.

L'état général est assez bon ; il y a seulement un peu de malaise.

23 avril. — Le pouce suppure peu; mais la tuméfaction de la cuisse a augmenté; on sent une fluctuation assez profonde. Une incision de trois centimètres est pratiquée, il sort beaucoup de pus et de sang. — Cataplasmes.

26 avril. — Le pouce se déterge et la plaie est en grande partie cicatrisée. Il n'y a plus de gonflement, plus de rougeur; mais seulement une certaine induration des tissus. La tumeur de la cuisse suppure beaucoup,

mais ne cause plus de douleur. État général bon. — Deux portions.

29 avril. — Le pouce est guéri. Le gonflement et la rougeur de la cuisse se sont en partie dissipés ; il n'y a plus qu'un peu de suppuration. L'état général est excellent.

4 mai. — Le malade étant tout à fait guéri, et de son panaris et de son abcès à la cuisse, demande à sortir. On lui accorde son exeat.

4. — Le panaris semble, dans certains cas, régner *épidémiquement ;* mais, dans ces circonstances, il revêt plus spécialement une forme bénigne ; et mérite le nom de *tourniole.* M. Pidoux, et après lui M. Tholozan, ont surtout bien insisté sur ces épidémies curieuses de panaris. Je ne connais rien qui puisse autoriser à en dire autant du phlegmon de la main.

5. — Enfin, pour terminer, je signalerai encore une espèce de complications qui sont plus ou moins directement liées au panaris, aux phlegmons de la main, et notamment aux affections qui réclament un séjour au lit longtemps prolongé. Je veux parler des *eschares au sacrum*. Je n'insisterai pas sur cette complication que l'on peut rencontrer dans toutes les maladies longues et débilitantes, et je me bornerai à rapporter une observation que j'ai recueillie dans mon service à l'hôpital Saint-Louis : observation curieuse et importante au double point de vue de la clinique et de l'anatomie

pathologique. On a si rarement occasion de voir les désordres qui accompagnent le panaris profond du pouce et le phlegmon synovial de la main !

Panaris profond du pouce droit; phlegmon profond de la main; phlegmon de l'avant-bras; trajets fistuleux; suppuration abondante. Affaiblissement de la constitution; vaste eschare au sacrum; infection putride. Mort; autopsie.

Cet homme, âgé de cinquante-cinq à soixante ans, est entré à l'hôpital Saint-Louis au commencement du mois de novembre. Il est pâle, amaigri. Il raconte qu'il a eu une inflammation au pouce il y a plus de deux mois, que cette maladie a gagné toute la main, et même l'avant-bras ; qu'il y a un mois environ, il s'est formé plusieurs abcès qui se sont ouverts spontanément. Il a à peine pu quitter le lit depuis le début de la maladie ; il a beaucoup souffert. Aujourd'hui voici ce que nous constatons :

La main et presque tous les doigts sont le siége d'un gonflement légèrement œdémateux, l'avant-bras est aussi tuméfié. Les doigts sont recourbés en crochet, la paume de la main est uniformément gonflée. On trouve à l'avant-bras deux ouvertures : l'une siégeant à la partie interne, l'autre à la partie externe de la face antérieure, toutes deux à deux centimètres environ de l'articulation radio-carpienne. Ces deux ouvertures sont longitudinales, longues de deux centimètres environ, à bords grisâtres et fongueux. — Au niveau de la première phalange du pouce, on aperçoit la cicatrice d'un foyer purulent ancien. — Point de rougeur; la face dorsale de la main ne présente aucune tuméfaction, aucun trajet fistuleux. — La douleur à la pression est peu vive; le poignet n'est pas gonflé, ni douloureux. — En pressant sur la paume de la main ou sur la partie inférieure de l'avant-bras, on fait couler en quantité assez notable, par les ouvertures déjà signalées, du pus blanchâtre, mal lié, fluide, mais sans mauvaise odeur. — Le stylet introduit par ces ouvertures, et avec précaution, glisse assez loin sur les couches profondes de l'avant-bras, mais ne rencontre aucune portion d'os dénudée. — Outre les deux ouvertures déjà mentionnées, on voit encore en dedans, au niveau du tiers supérieur de la face antérieure, une petite ouverture par laquelle s'échappe aussi du pus, mais en moindre quantité que par les ouvertures déjà décrites.

En pressant le cubitus, le radius, et en cherchant à faire exécuter quelques mouvements au poignet, on sent nettement un frottement rude, désagréable au toucher, entre le cubitus, le radius et entre ces os et ceux du carpe, et qu'on ne peut mieux comparer qu'au frottement de deux noix l'une contre l'autre.

Le pouce ne peut pas être étendu; il en est de même du petit doigt. Ces mouvements sont très bornés pour les autres doigts de la main.

Diagnostic. — Panaris profond du pouce, extension de l'inflammation dans la grande synoviale commune et dans la synoviale des tendons du petit doigt; rupture du foyer entre les couches musculaires de l'avant-bras, mais surtout à la partie interne ; extension de la suppuration dans les articulations carpiennes ; destruction des cartilages par macération.

Le malade, malgré les injections détersives et un régime tonique, continue à s'affaiblir ; il survient une eschare puis un foyer gangréneux au sacrum, les signes d'intoxication putride, et cet homme succombe trois semaines après son entrée à l'hôpital.

Autopsie. — Rien dans les viscères ; pâleur, anémie, foyer gangréneux plus large que le sacrum ; vastes décollements du côté de l'une et l'autre fesse, et vers la région lombaire.

Désordres du côté de la main. — La synoviale commune, la synoviale du pouce et la synoviale du petit doigt forment une cavité noirâtre remplie d'un pus séreux, floconneux, mal lié. — Après avoir fait couler sur ces parties un filet d'eau, on constate : 1° des adhérences multiples entre les divers tendons et les deux feuillets pariétaux et tendineux des synoviales. Ces tendons sont fixés dans une position invariable, et pour les dégager il faut couper des brides fibreuses, résistantes, formées de lymphe plastique organisée. Ces désordres s'observent à la paume de la main, sous le ligament annulaire et à la partie inférieure de l'avant-bras, dans toute l'étendue des sacs synoviaux. — Ces altérations se prolongent jusqu'à l'extrémité des tendons du pouce et du petit doigt. Elles s'arrêtent un peu au-dessus des articulations métacarpo-phalangiennes pour les doigts indicateur, médius et annulaire. Le long de ces doigts, la synoviale et les tendons sont parfaitement intacts. La cicatrice du pouce est adhérente avec un éperon de la synoviale. Le vaste foyer noirâtre, purulent, communique à l'extérieur à l'aide des deux ouvertures que j'ai déjà indiquées. A sa partie supérieure et externe il est fermé, et les muscles de l'avant-bras de ce côté sont sains Du côté interne, au contraire, le sac fibro-synovial est éraillé, et le pus a fusé jusqu'au niveau de la partie supérieure de l'avant-bras, entre les couches musculaires superficielle et profonde. Ce foyer purulent, formé par une rupture de la poche synoviale, a aussi son ouverture qui le fait communiquer à l'extérieur, ouverture plus petite que les deux précédentes, et dont il a été question dans le courant de l'observation.

Les articulations radio-carpiennes, cubito-radiales et carpiennes, sont ouvertes à la partie antérieure et communiquent assez largement, par plusieurs ouvertures, avec le foyer purulent palmaire. Les os ne sont ni rouges, ni pointillés, ni friables, ils ont bien plutôt une teinte éburnée, grisâtre, et, par places, noirâtre; il n'y a point de pseudo-membranes, ou de dépots plastiques, dans l'articulation; mais les cartilages ont été *dissous*, résorbés presque en totalité, et ont disparu : les os dénudés de ces cartilages ressemblent à des os qui auraient macéré longtemps dans l'eau. Le cubitus est légèrement *luxé* ou plutôt dévié en arrière. ***Pendant la vie***, les diverses pressions n'étaient point douloureuses, et les explorations ne produisaient aucun symptôme pénible; *à l'autopsie*, il n'y avait ni gonflement œdémateux, ni tuméfaction inflammatoire, ni rougeur. — Quand on cherche à faire mouvoir les articulations, on reproduit exactement ces frottements rugueux, perceptibles pendant la vie, et sur lesquels j'ai déjà insisté quand j'ai comparé cette sensation à celle que produirait le frottement de deux os desséchés l'un contre l'autre.

Je n'ai trouvé dans les auteurs aucune description qui pût rappeler les altérations dont je viens de parler.

FIN.

Paris.— Imprimerie de L. MARTINET, rue Martinet, 2.

www.ingramcontent.com/pod-product-compliance
Ingram Content Group UK Ltd.
Pitfield, Milton Keynes, MK11 3LW, UK
UKHW021057230726
13926UKWH00004B/1894